脳神経12対は頭・顔の知覚、働きを支配

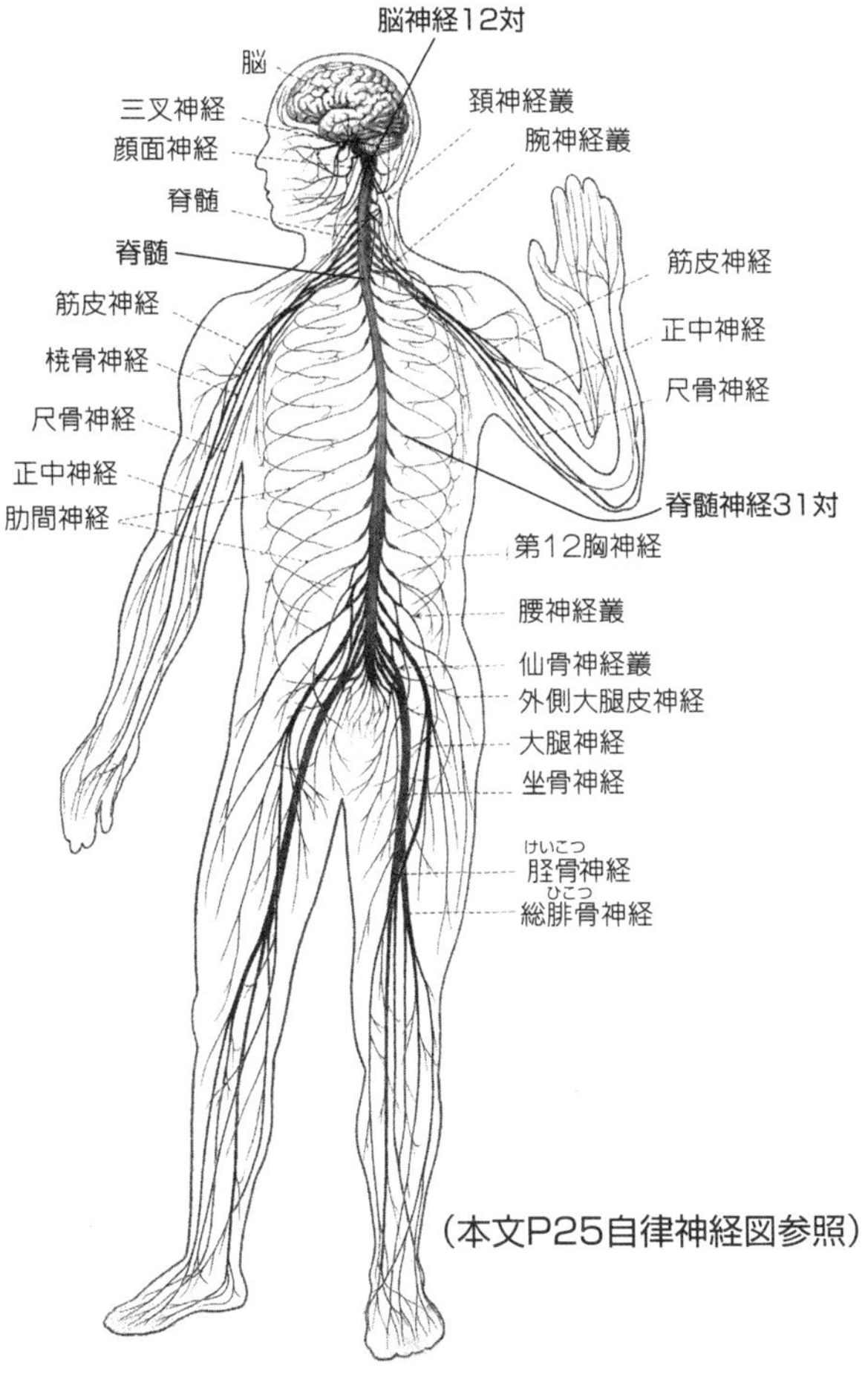

●神経系の全景
(『入門人体解剖学』南江堂より改変)

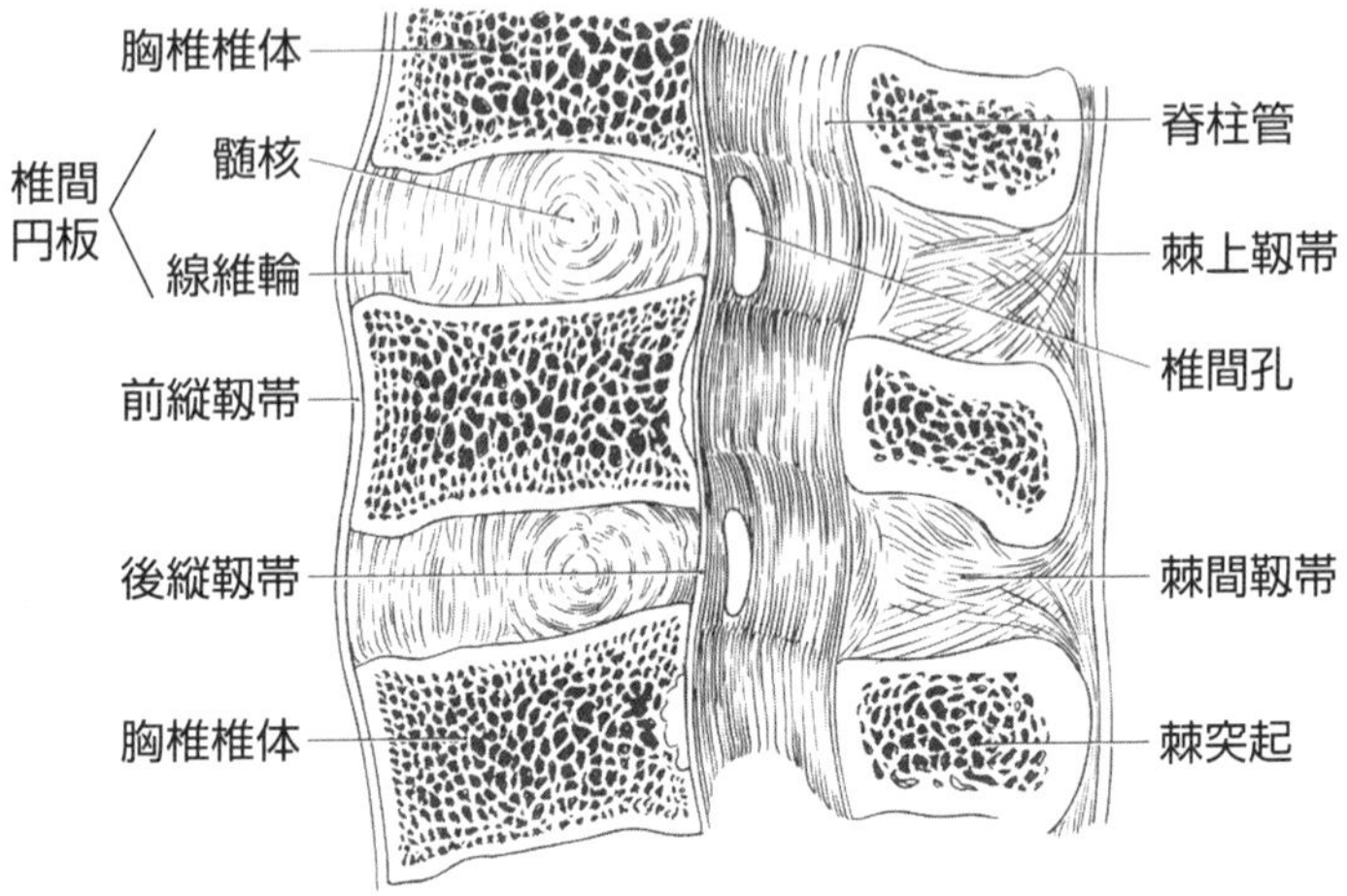

●脊柱の連結
（『ポケット解剖アトラス』文光堂より）

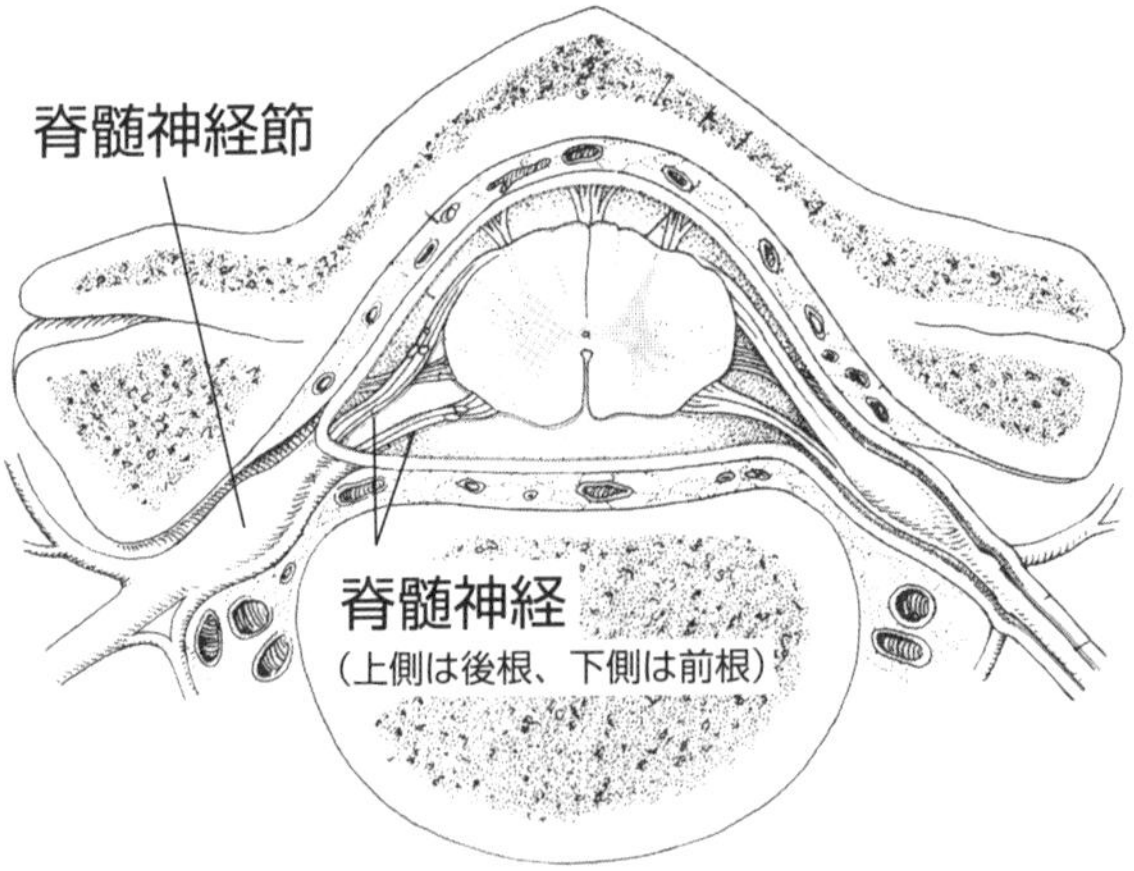

●脊柱管内での脊髄の位置
（『解剖アトラス』文光堂より）

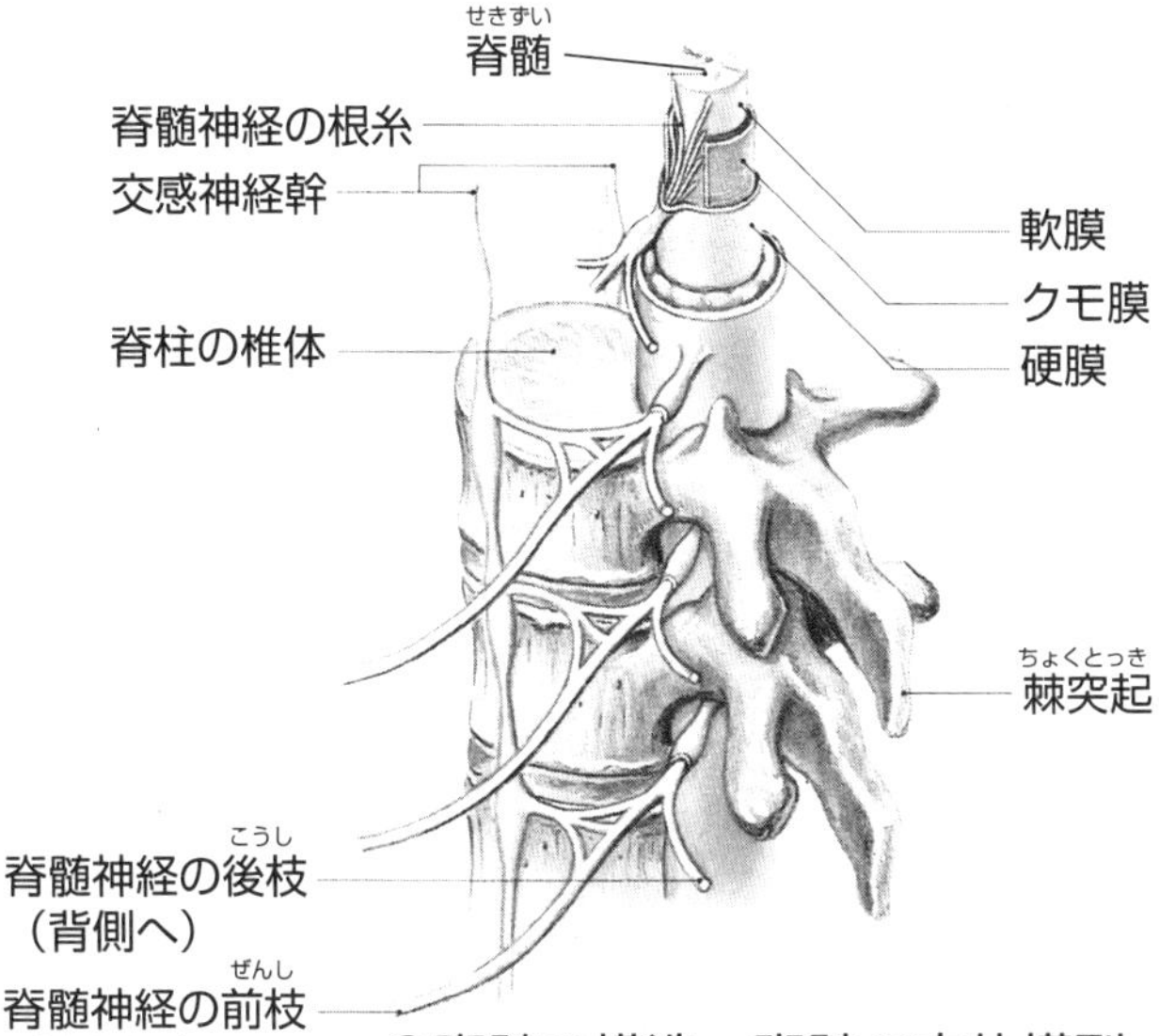

●脊髄の構造　脊髄の立体模型
（『からだの地図帳』講談社編より）

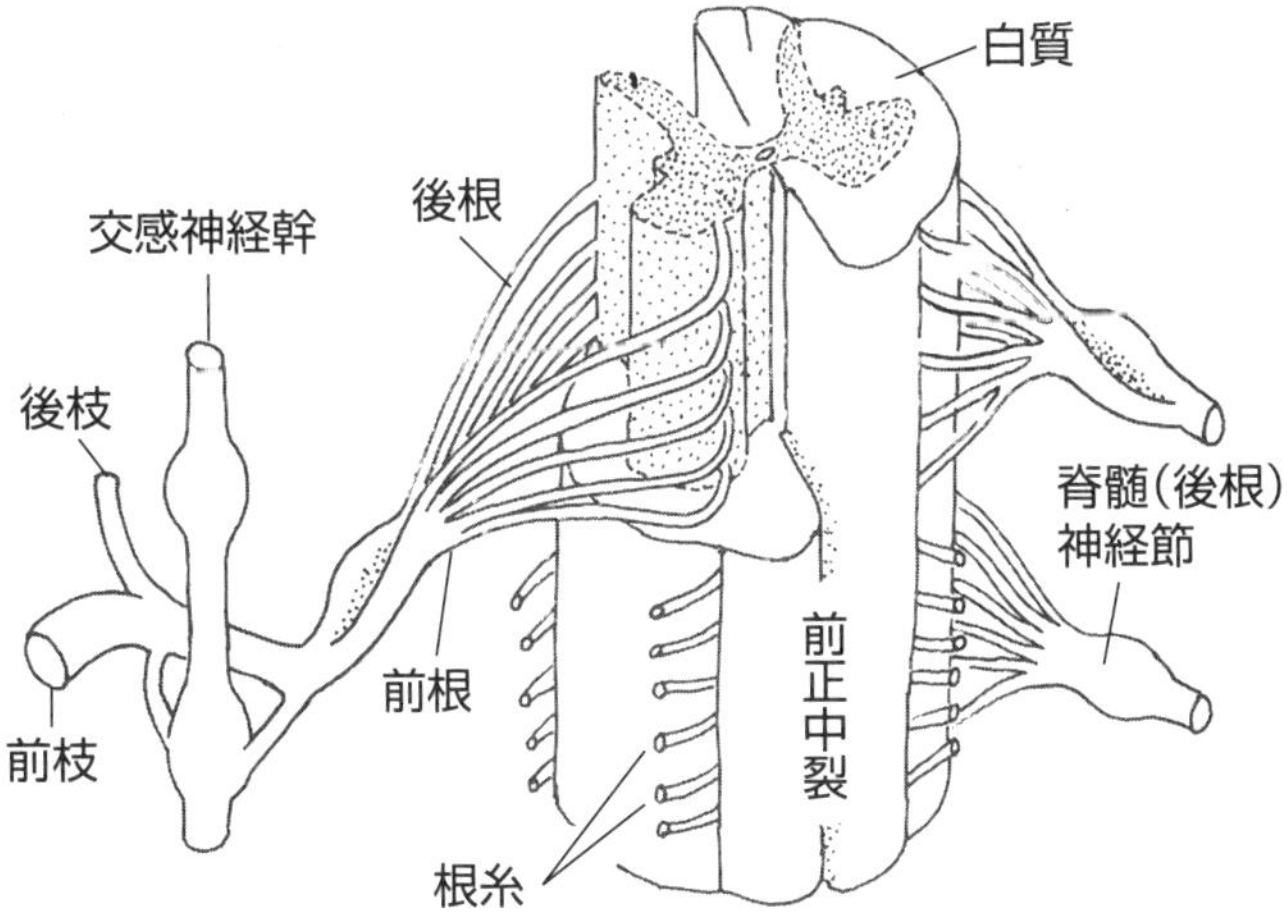

●脊髄の外形
（『イラスト解剖学』中外医学社より）

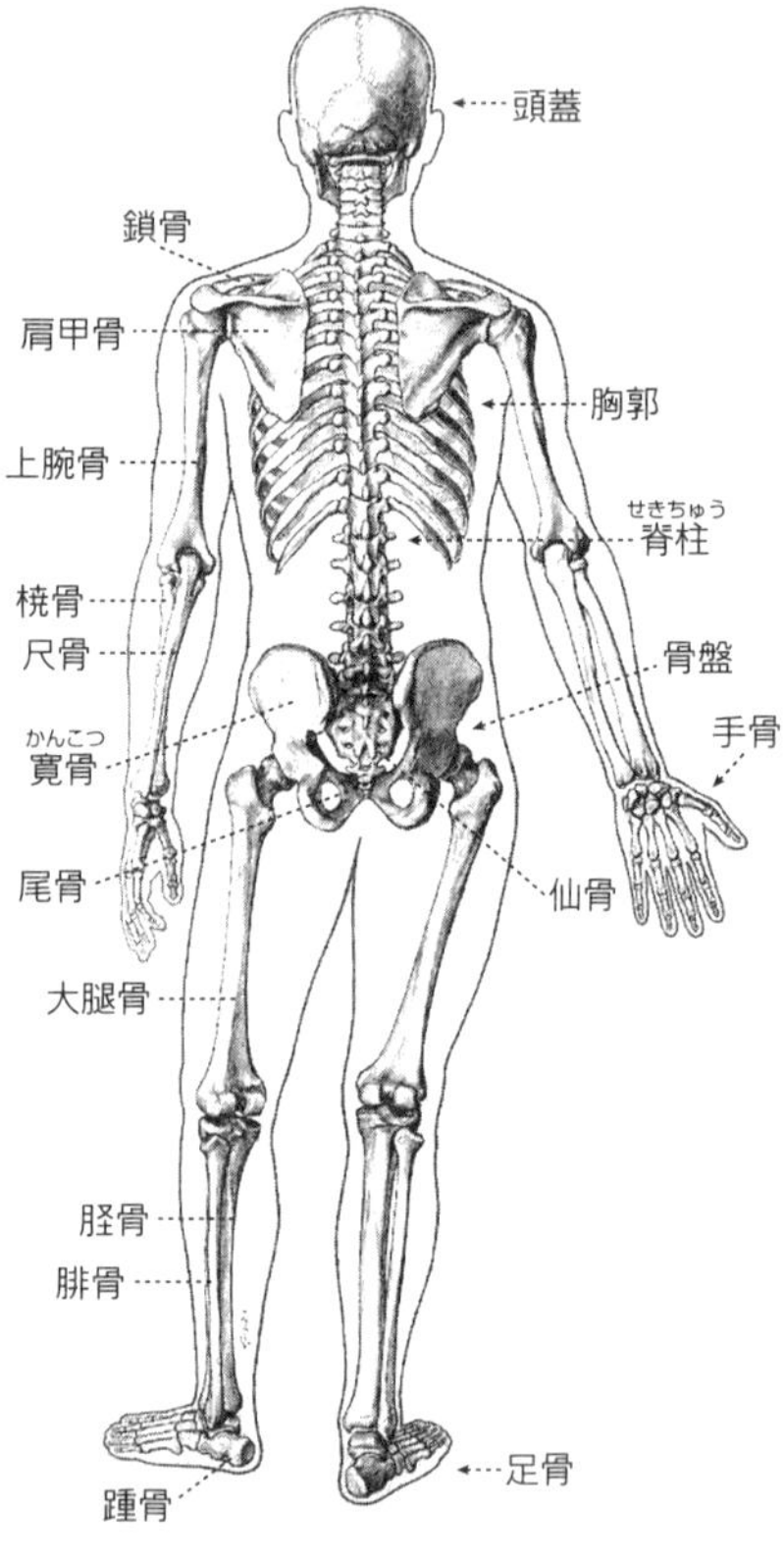

●全身の骨格（後面）
（『入門人体解剖学』南江堂より改変）

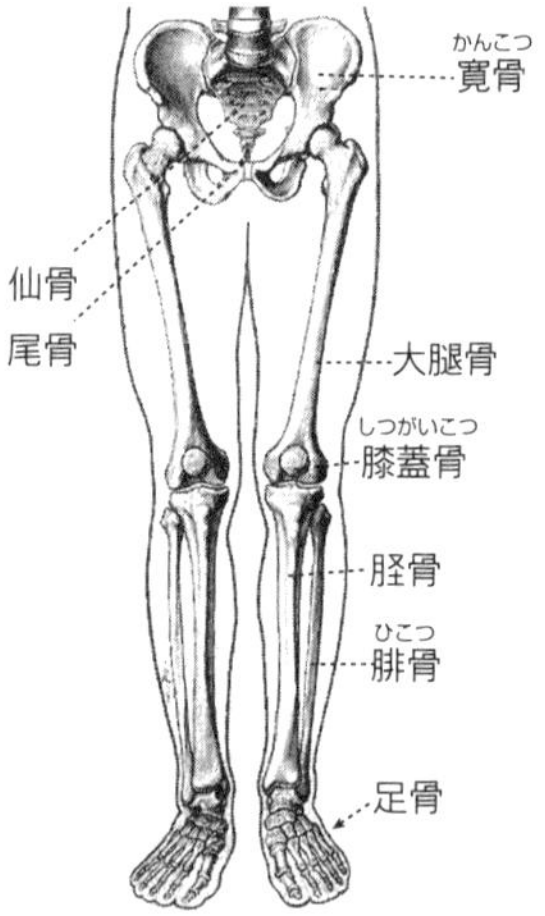

●下半身の骨格（前面）
骨盤（左右の寛骨・仙骨・尾骨）

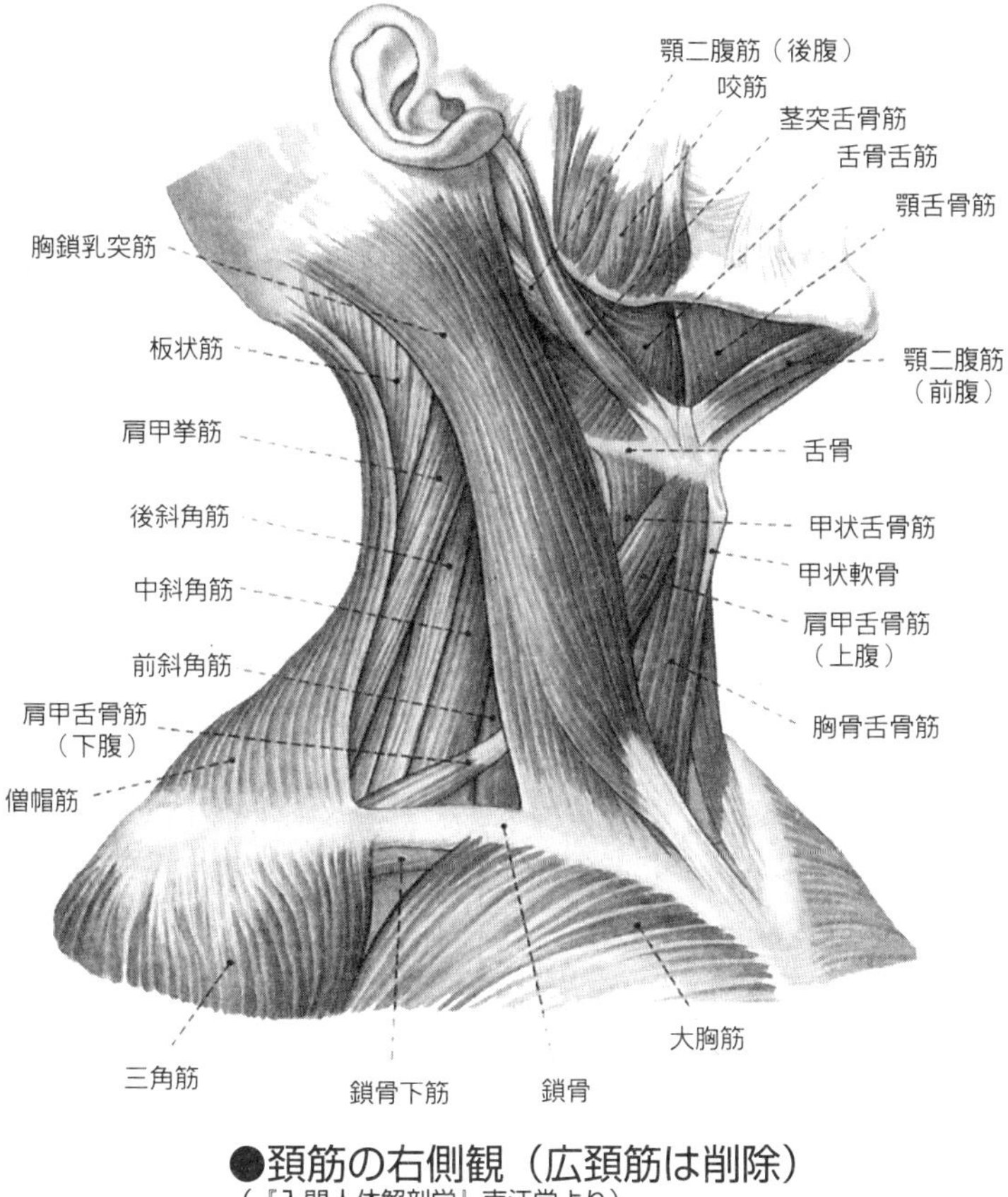

●頚筋の右側観（広頚筋は削除）
（『入門人体解剖学』南江堂より）

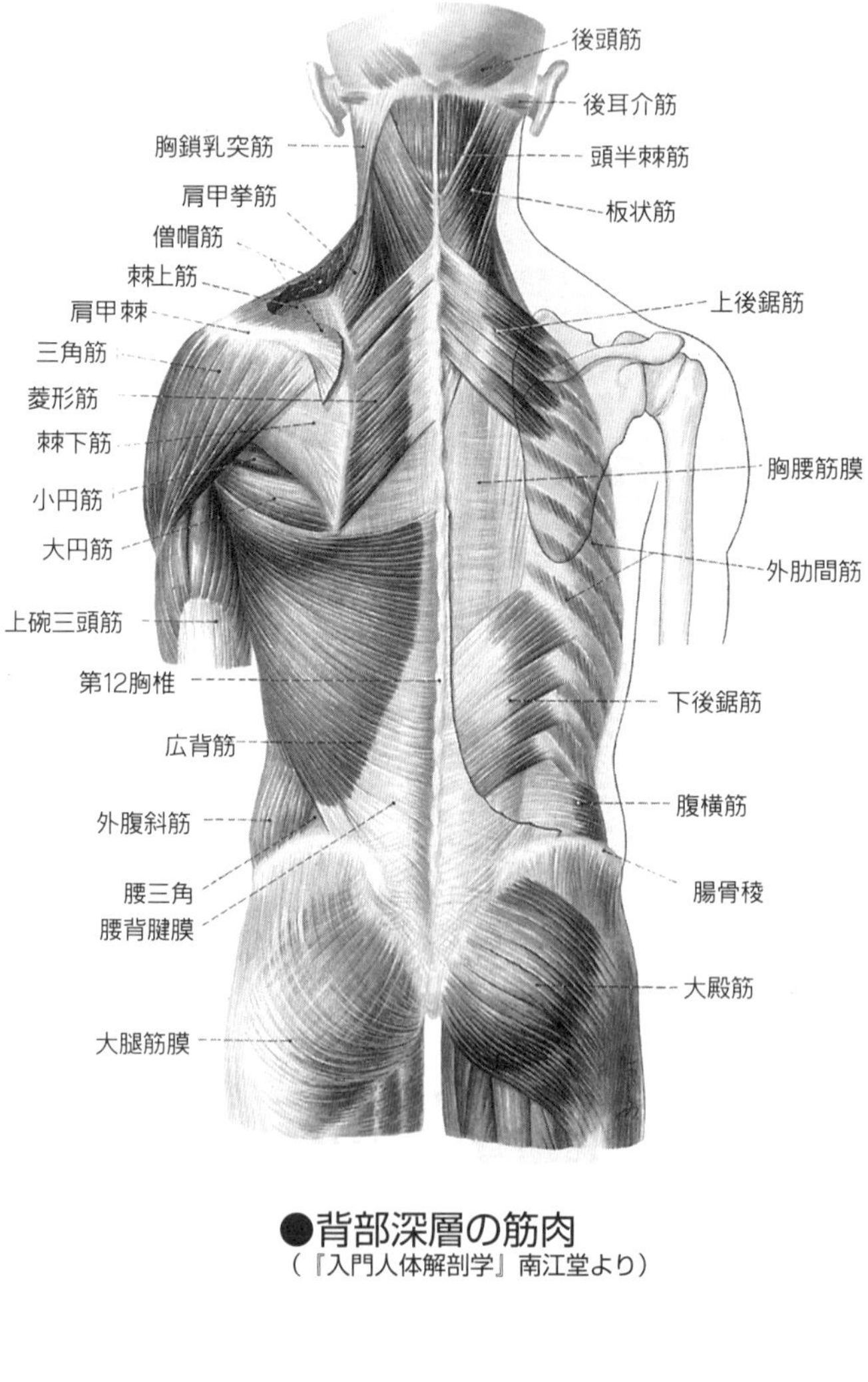

●背部深層の筋肉
（『入門人体解剖学』南江堂より）

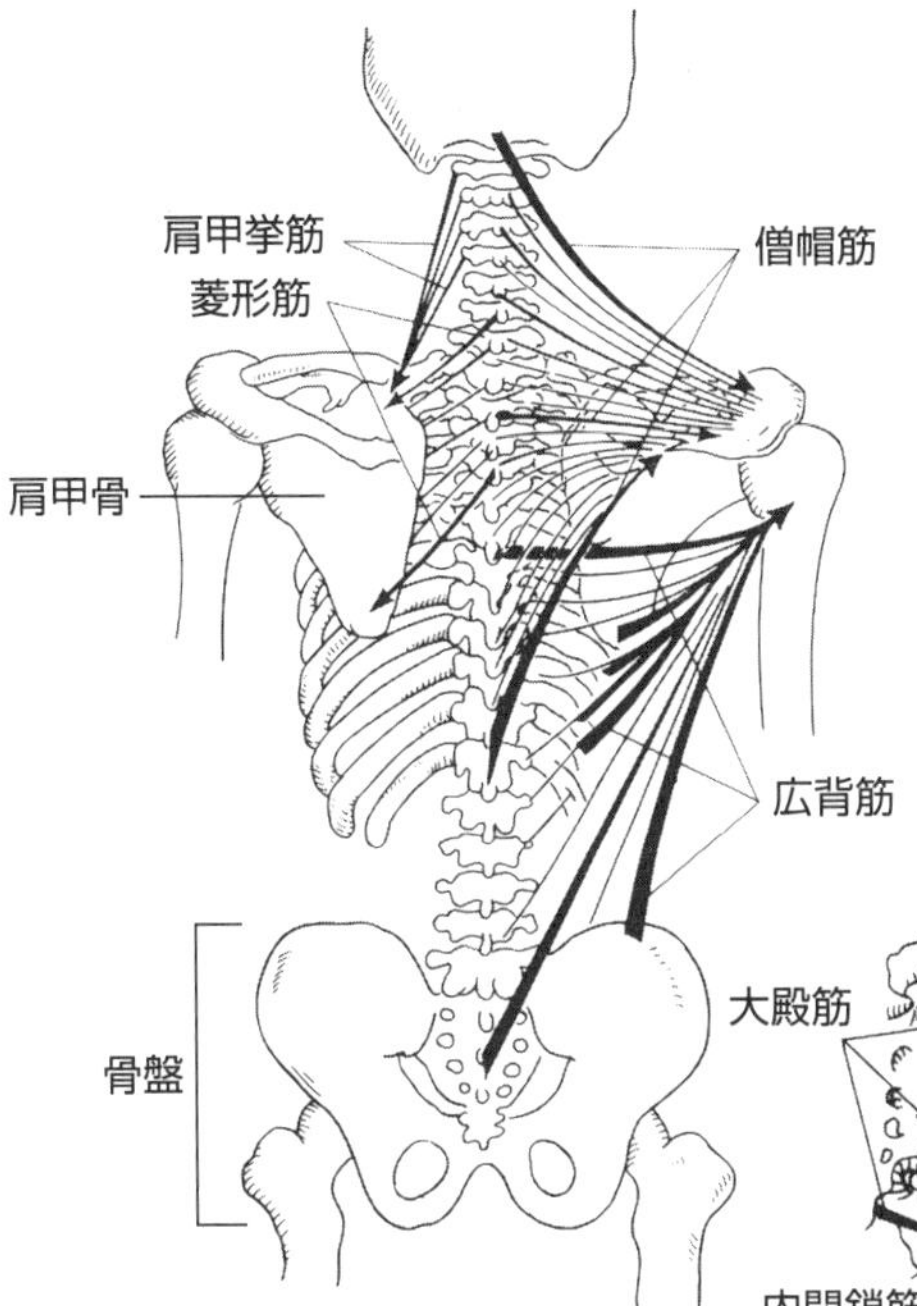

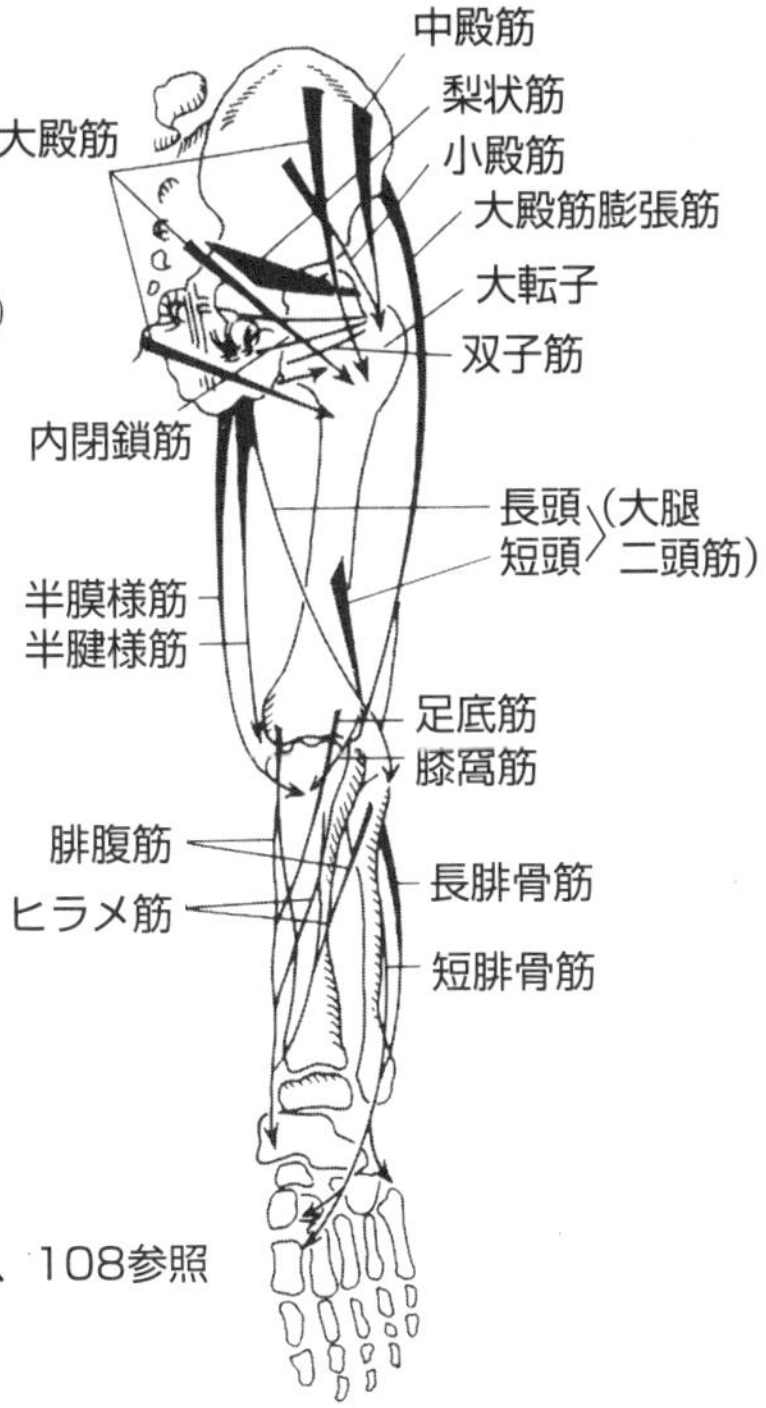

内臓系を整える

胃…胸椎4～7
肝…胸椎8～10
膵臓・胆のう…胸椎10
腎・小腸…胸椎9～12
膵臓…胸椎9～10
大腸…腰椎2～4

循環器系など

全身の脈管運動神経…腰椎2～3
心臓…頚椎5～6、胸椎1～5
脳底動脈…頚7、胸1
腎…胸椎11～12、腰椎1、2

手足を引っぱれば…本文29、30、108参照

●浅背筋・下肢の屈筋の起始停止図（背面）
（『新長生医学』総本山長生寺より）

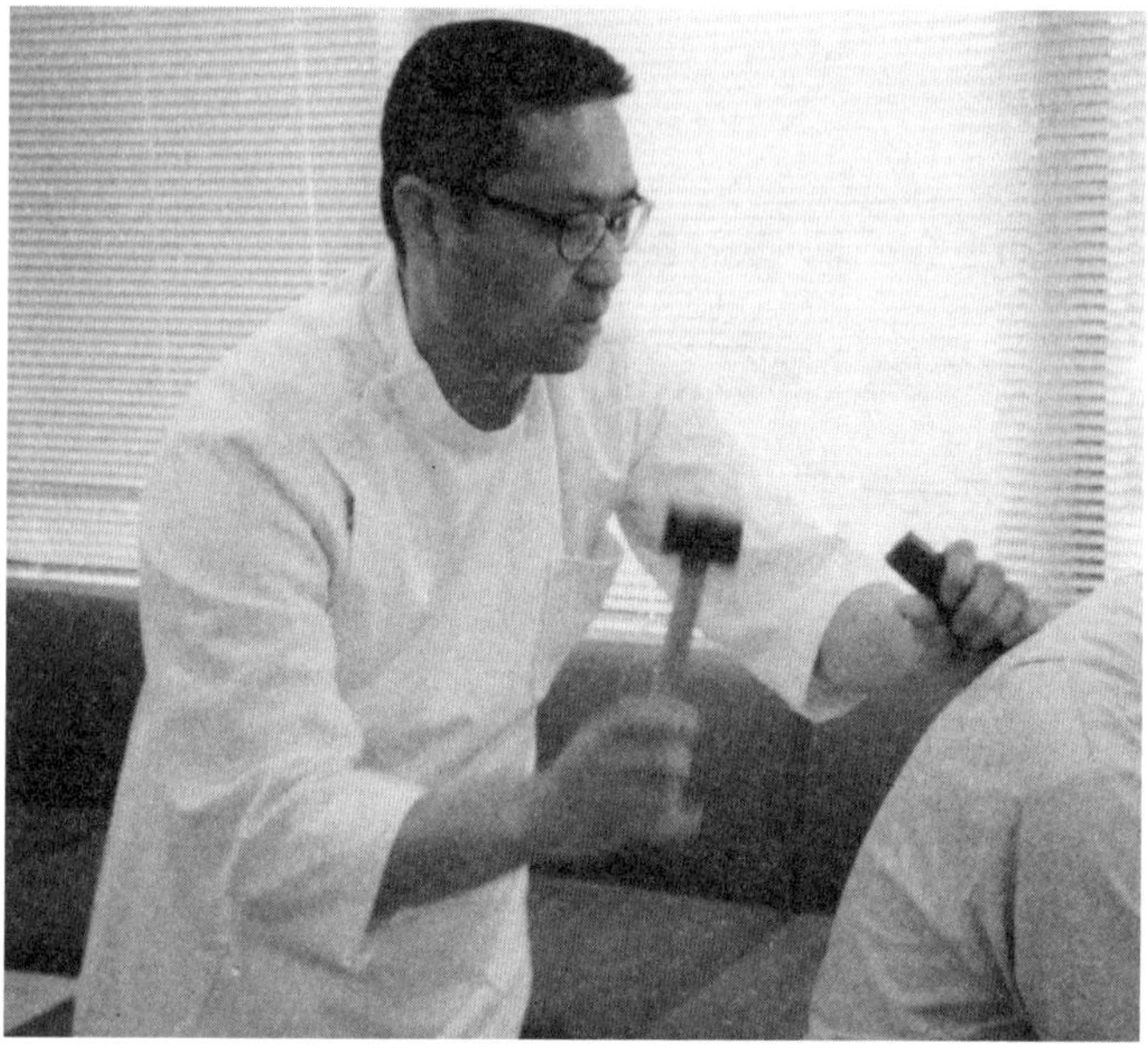

道具を使って整体治療をする筆者。道具があればどこでもできる。また道具を使わず手で直す方法もある。(P43も参照)

正しい
整体師の
選び方

森 康真 Mori Yasumasa

たま出版

はじめに

健康になるには、どうすればよいのか

健康に関するさまざまな情報があふれています。そのような玉石混淆《ぎょくせきこんこう》の中で、特に整体についての間違った情報については、長年、整体師として多くの患者さんの健康を守ってきた者として目にあまるものがあり、「ほんものの整体」とはどういうものであるのかを知っていただきたくて、本書をまとめました。

また、本書を読み進まれて、ご自分の不調がどこからきているものなのか、そして実際に治療院を選ぶ場合、どのような予備知識があれば失敗せずに、確実に症状をとることができるのかを知っていただきたいのです。

一般におこなわれている整体では、どの骨を動かしたのかが患者さんにわかりにくいやり方をしています。足を引っ張って「足の長さが整った」、腰や首を左右にねじって「腰、首の骨を直した」などと、施術者側が一方的に直ったとするものです。しかし、それで患者さん自身の体全体の調子が上がってきたでしょうか。

私のいう「ほんものの整体」とは、一椎《つい》一椎《つい》の矯正法をいいます。それは受け手である患者さんがどの骨（一椎）を動かされたのかが確実にわかる矯正法であり、また矯正後、長年再発しないというものです。

では、どのような方法で体を整えると即効性と持続性があるのでしょうか。

気功や念力でおこなう整体でしょうか。

ストレッチ、指圧（足圧）など、運動系の整体でしょうか。

体をねじる、手足を引っ張る整体でしょうか。

どの骨が動いたかわからない整体でしょうか。

どの骨が動いたかわかる整体でしょうか。

施術者側は骨のずれをどう判断し、どのように骨を動かしたのか。それによって、患者さん側は症状のとれ具合に関して「良い・変わらない・悪い」のどの結果が得られたのかによって、その整体がほんものであるかどうかの決め手になります。

整体を受けてみて「整体は効果がない」といわれてしまうような整体では困ります。

この本をお読みになり、ほんものの整体を受けられれば、そのようなことはなくなります。

本書では**症状のとれていく過程を重視**しました。それにより、「治る」という証《あかし》の道しるべを示したことになるので、これほど確かなものはありません。

二十数年、患者さんの不調の原因を探りながら、一椎《つい》一椎《つい》直すことをしてきたからこそ、声を大にしていえることだと思います。

第一章では、「一椎一椎直す整体法」とはどのようなもので、**なぜ一椎一椎でやらなければならないのか**。そして骨のずれからくる病気および症状が、一椎一椎直す整体をやればとれていく、その医学的**根拠**（神経支配、筋肉支配にある）を多数紹介させていただきます。

第二章では、家庭でできる自然療法で、私の二十数年の体験のなかで、特によいとおすすめできるものを紹介しています。

第三章では、骨のずれによる病気に対し、家庭で自然療法を使って症状を緩和し、治癒《ちゆ》力を高める方法を紹介しています。

第四章では、食べ物は体にどう影響するのかを述べています。「医食同源」の言葉どおり、正しい食事が、人体における細胞・組織を健康にします。

知識は、さまざまな情報を頭の中に入れるだけです。多くの情報を自分の頭の中で整理し、判断し、それを応用・推理して使いたいときに役立てるのが知恵です。

本書を読まれて健康に関する知識を身につけるだけではなく、実践することにより知恵をつけてもらいたいのです。そして、病気を克服することによって、明るい人生が開けてきます。

ここに出てくる内容のことをおこなえば、大半の人が確かに良くなっていくことがわかるでしょう。それは決して難しいものではありません。

多くの方が実践されて、健康をとり戻されることを願っています。

二〇〇三年一一月

森　康真

正しい整体師の選び方◆目次

自然療法の種類とやり方　126

第三章　家庭療法で体を改善する

自然療法を使ってやってみる

第一章

一椎《つい》一椎《つい》直す整体法で健康になる

ずれた骨を一回目から直《なお》すから、症状がとれたり、軽減されるのであって、ずれた骨を直さなければ症状は変わらない。いかにずれた骨のみを動かし直せるかが勝負である。

骨がずれると病気になるわけ

日常生活からくる体のゆがみ

私たちは毎日の生活の中で、疲れやストレスなどにより、知らず知らずのうちに筋肉を硬縮させている。長い間硬縮状態が続くと、それがやがて骨をゆがめることになるのである。

少しぐらいの疲れや無理は寝ればとれるが、いつも無理を重ねていると、ついには疲れが残るようになる。疲れが抜けない状態が長く続けば、筋肉の硬直ができ、体をゆがめる。

「体がゆがむと、そのゆがませている姿勢が楽」ということになり、それは、「こったところの筋肉をかばった姿勢」をしていることになる。

「片方の肩甲骨が上がっている、首が右斜めになっている、脚が外を向いている」といった外観だけを見て、そこの部分を反対方向に持っていけばよいというものではない。なぜなら、その姿勢をとった原因は「こった筋肉とずれた背骨」にあるからである。

単なるオーバーワークによる筋肉疲労でなければ、骨のずれからくる筋肉の硬縮が原因である。そのため、体のゆがみの原因をまず骨のずれと考え、そのずれを直せば筋肉はゆるむ。例外として、筋肉のこりをゆるめる場合がある。

骨のずれがひどくなると、偏った重心の使い方をするようになる。それは靴底の減り具合（かかとの内側・外側）などでわかる。

私の長年の整体治療の経験から、体調を崩す原因のほとんどは「骨のずれ」にあると断言したい。だから脊椎を矯正することで、体全体のバランスを整えることができ、健康な体を得ることができる。

しかもその整体は必ず一椎一椎を矯正するものでなくてはならない。ずれたところを直《なお》せば直すほど予後は良好となり、肉体は元気になる。

ここでは病気になる原因と骨のずれとの関係を簡単に述べてみたい。

●こりには二種類ある

こりには二種類ある。運動することによっておこる筋肉疲労と、骨のずれからくるこりである。

筋肉疲労からくるこりの場合は、オイルマッサージが効果的である。

骨のずれにより筋肉のこりはおこる。ずれを直すと筋肉は神経支配の命令を受け、ゆるむ。神経支配が正常に戻ったため、筋肉はゆるんだのである。

血流が悪くなると栄養分は吸収されない

冷え性で悩む主婦が多い。冬場に冷えてつらい手先の温度は二二度、あまり冷えを感じない手のひらの温度は二七度。ほんの一〇センチ離れただけなのに、手のひらと指先の温度差は五度も差があるのである。指先の温度が下がるのは指先を流れる血液の量が少なくなったからで、これを正常にするのが整体だ。症状が出て間もないのであれば一回から二回で冷えはとれる。

手足のむくみはリンパの流れが悪いからで、水分が細胞内に溜まりすぎるからだ。

血液とリンパの循環が正常に働かなくなると、血管内に生じた毒素や老廃物を運び出すことができない。そして、全身の組織細胞が必要とする酸素や栄養素の補給が十分にできなくなる。

血液とリンパの循環がよければ、それらの働きがスムーズにおこなわれ、自然治癒力・回復力が強まり、自覚症状も軽くなる、あるいはなくなるのである。

患部の血行障害は、脊椎がずれて脳・脊髄神経と自律神経をつなげている神経節が正しく働かなくなることが原因である。だから、脊椎のずれを直し、椎間孔《ついかんこう》の圧迫を解除することによ

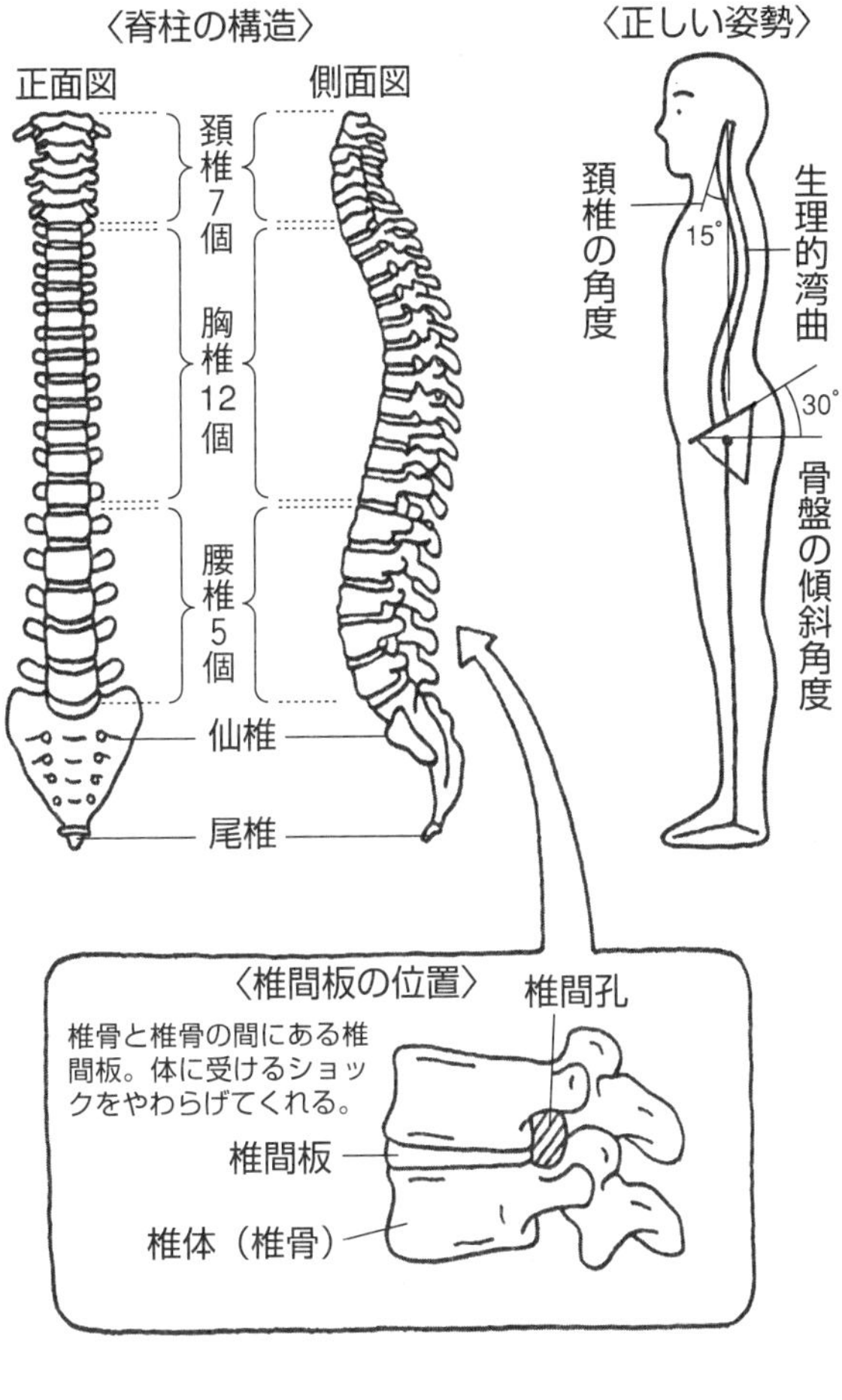
〈脊柱の構造〉
正面図
側面図
頚椎7個
胸椎12個
腰椎5個
仙椎
尾椎
〈正しい姿勢〉
頚椎の角度
15°
生理的湾曲
30°
骨盤の傾斜角度
〈椎間板の位置〉
椎間孔
椎骨と椎骨の間にある椎間板。体に受けるショックをやわらげてくれる。
椎間板
椎体（椎骨）

●脊柱のしくみ

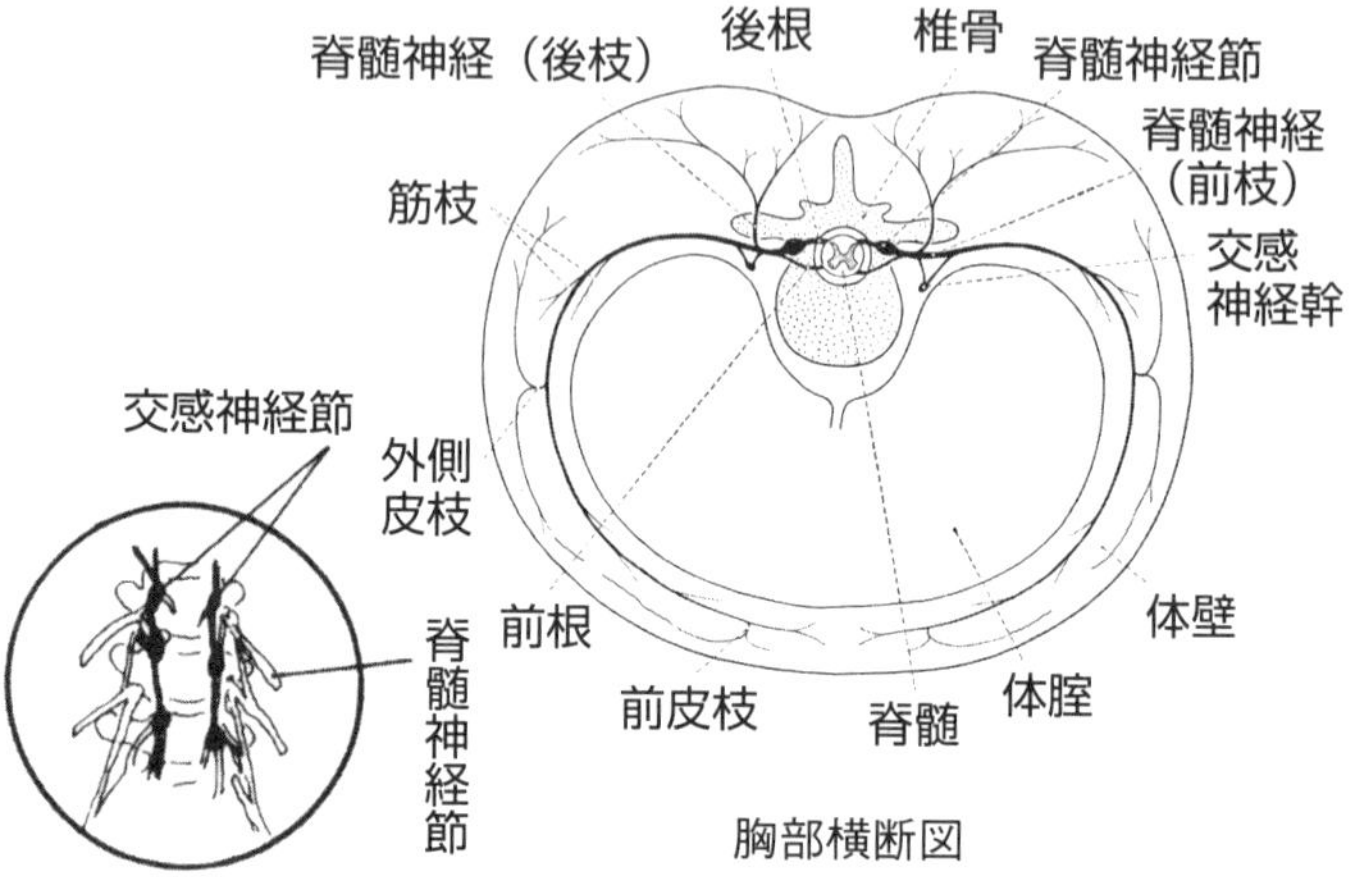

●脊柱の前面を走る交感神経節と脊髄神経節

り血管運動神経が正常になり、血流がよくなるのである。手の冷えは頚椎4～胸椎1、足の冷えは腰椎4～尾骨で、足浴で一時的に血流をよくする対症療法とは根本的に異なるので、脊椎のずれを正しく直しておけば、すぐに元に戻るようなことはない。

また、血管と心臓には自律神経系に属する血管運動神経が絡みついている。交感神経が刺激されると血管は収縮し、また、副交感神経が刺激されると、これとは逆の減少がおきる。だからストレスのかかった生活を続けていると、血管は収縮し続け、血流を悪くする。

脊髄に栄養を送る動脈（前および後脊髄動脈）がある。脳外科の手術のとき、髄液が波打っているのがわかる。それは動脈管の筋肉層が収縮するためにおこる。

家庭療法では、血行をよくする方法として足圧法、運動法がある。これは血液、リンパの流れをよくする方法である。

また、ひまし油シップはリンパ球をつくり免疫系を強める。

血流をよくするためには健康な血液であることも大事だ。

よい血液はよい食べ物からできる。赤血球は青緑色野菜（２０６頁参照）を、血漿《けっしょう》は肉や魚からとれるたんぱく質を食べることによって活性化できる。

正しい食事は、血液の汚れをとりのぞき、腸内の腐敗を防ぎ、免疫力の働きを活発にする。

神経節は情報交換場所である

自律神経には、中枢神経と末梢神経があり、消化、吸収、排泄、循環、分泌、生殖など体内の活動に関係する。

また栄養分などを吸収して体の内部にエネルギーを蓄積しようと働く副交感神経系と、体の内部から外部にエネルギーを発散させるように働く交感神経系がある。

末梢神経は運動にかかわる命令をし、自律神経は、体のバランスを保つために筋肉の収縮を

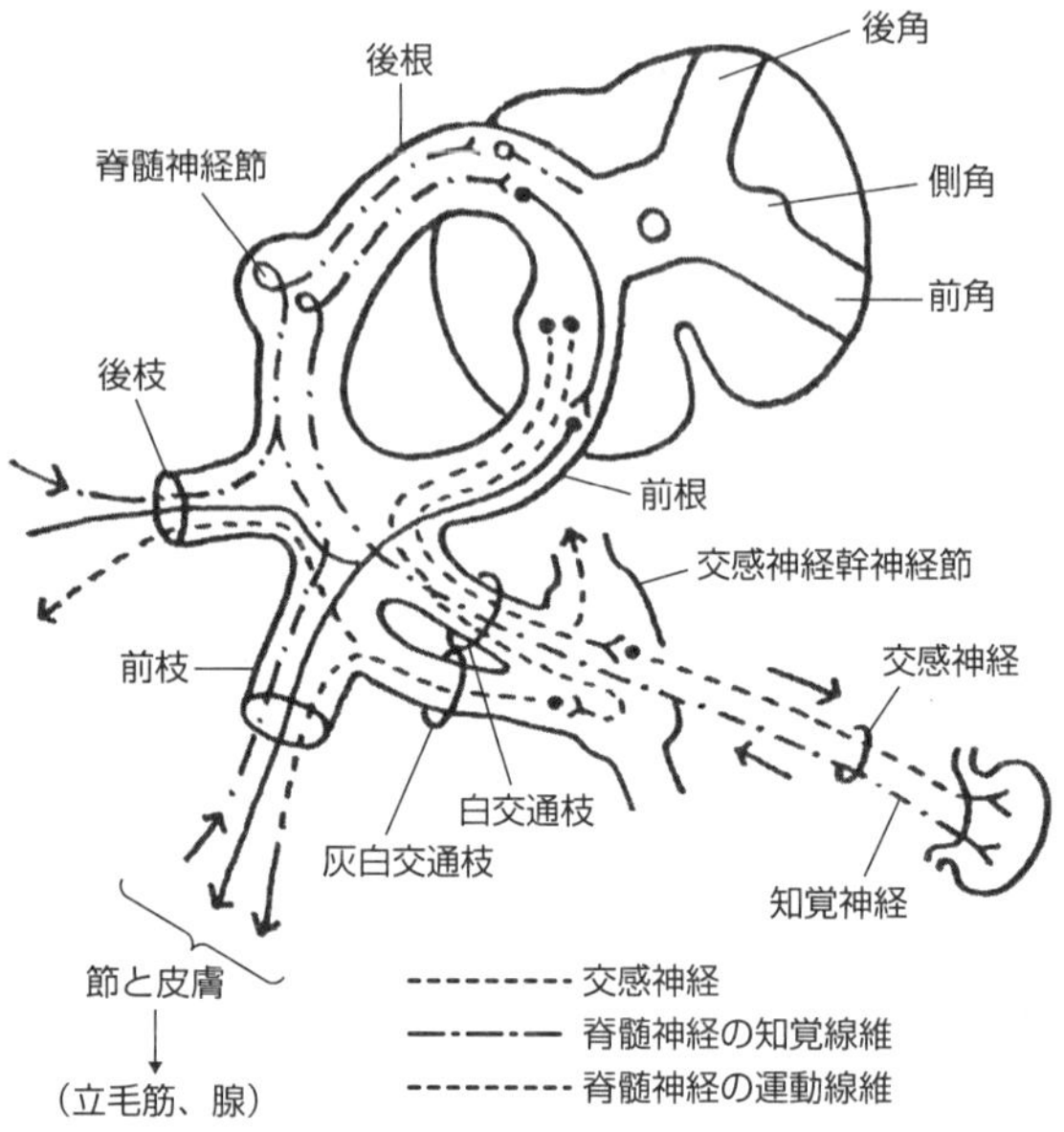

●交感神経

命令している。

　末梢神経は、神経が広がっている範囲の筋肉にだけ働くが、自律神経は立つ・歩く・走るなど全身に働きかける機能を持っている。だから骨格がずれて体形が大きく崩れた人はバランスが悪くなるため、いろいろな所に無理な力を入れて体のバランスを保とうとする。そのため筋肉がこり、硬縮する。

　筋肉は硬くなると自分の意思で筋肉をゆるめようとしてもゆるまない。これは筋肉が自律神経によってコントロールされているからだ。

　しかし硬くなった筋肉も、脊椎のずれを整えることで神経を正常に戻せばいい。これでこりや筋肉の硬縮はとれ始める。

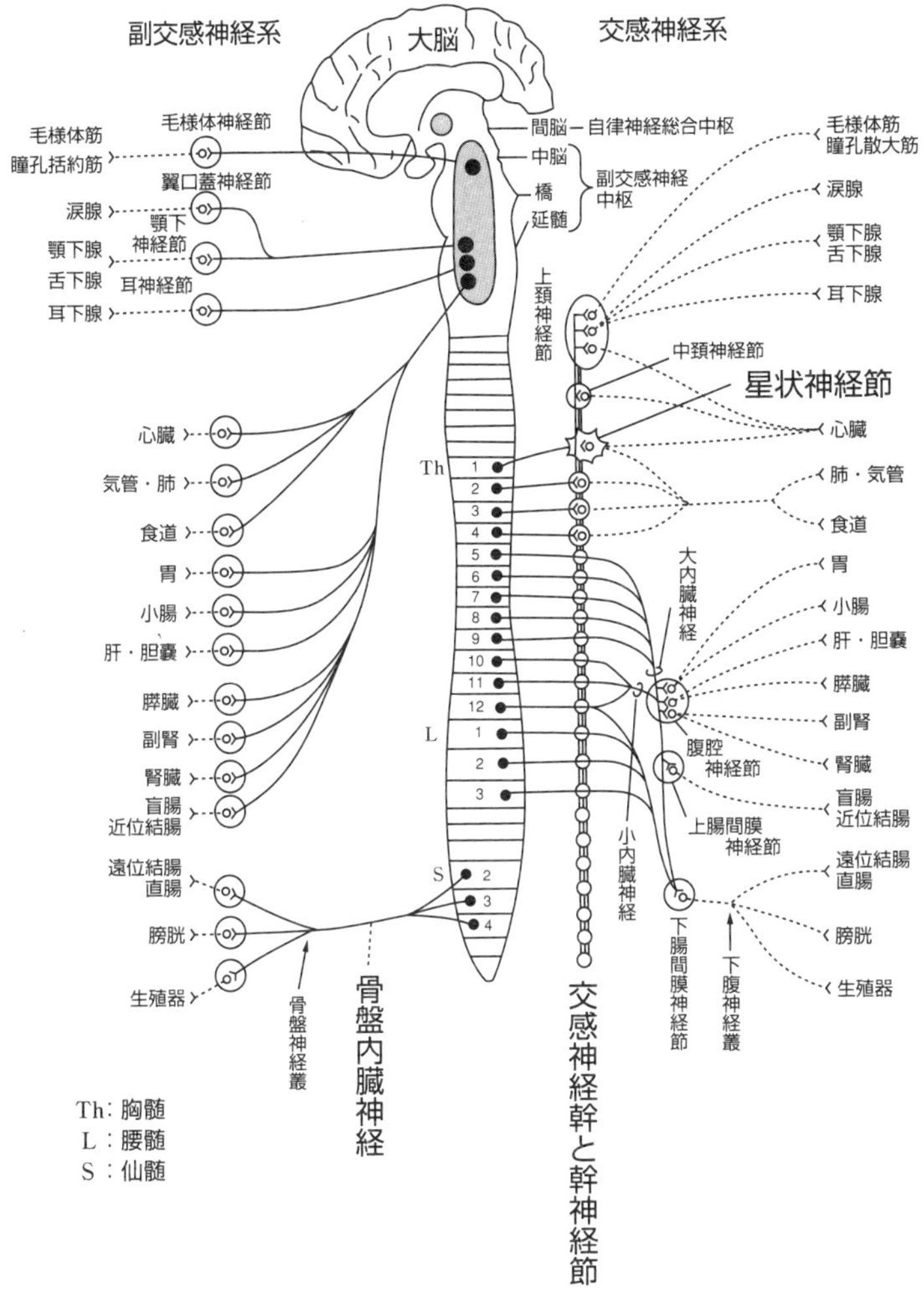
副交感神経系
大脳
交感神経系
毛様体神経節
毛様体筋
瞳孔括約筋
翼口蓋神経節
涙腺
顎下神経節
顎下腺
舌下腺
耳神経節
耳下腺
間脳ー自律神経総合中枢
中脳
橋
延髄
副交感神経中枢
毛様体筋
瞳孔散大筋
涙腺
顎下腺
舌下腺
耳下腺
上頚神経節
中頚神経節
星状神経節
心臓
気管・肺
食道
胃
小腸
肝・胆嚢
膵臓
副腎
腎臓
盲腸
近位結腸
遠位結腸
直腸
膀胱
生殖器
Th
L
S
心臓
肺・気管
食道
大内臓神経
胃
小腸
肝・胆嚢
膵臓
副腎
腹腔神経節
腎臓
上腸間膜神経節
盲腸
近位結腸
小内臓神経
遠位結腸
直腸
膀胱
生殖器
下腸間膜神経節
下腹神経叢
骨盤神経叢
骨盤内臓神経
交感神経幹と幹神経節
Th：胸髄
L：腰髄
S：仙髄

●自律神経支配図

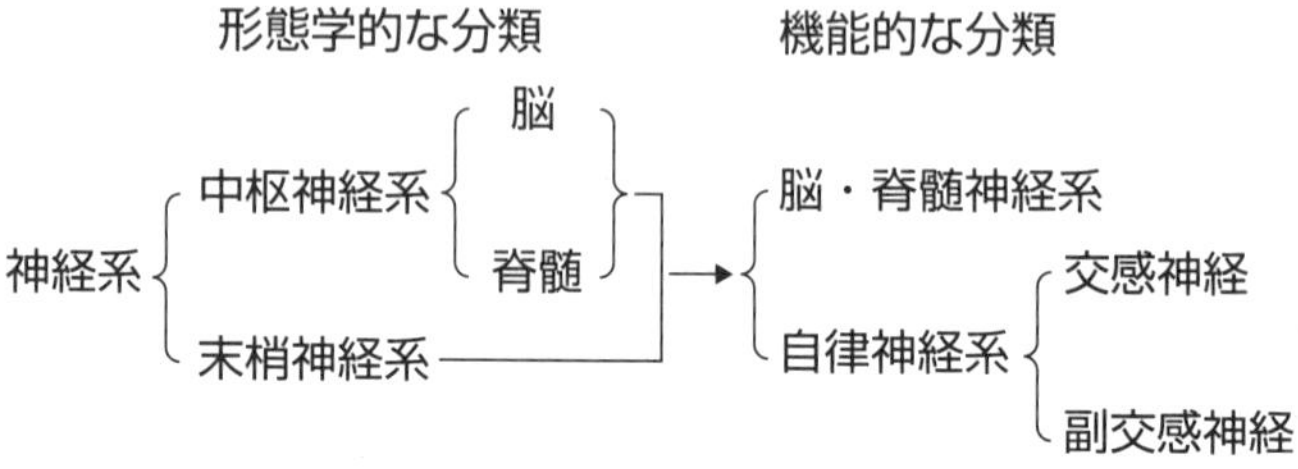

●神経の区分

こりは、筋肉が神経の作用を受けて自律的に収縮し続けている状態で、筋肉が強く収縮しているから硬くなるのである。

硬くなった筋肉はこりや痛みの感覚として、神経を通して私たちに知らせてくるのである。

脳・脊髄神経は、汗腺を除く皮膚や骨格筋に広がり、感覚、運動、知的な活動など外界の刺激に対して反応をおこす神経系である。そして、自律神経と神経節でつながっていて、その中の交感神経とバランスよく調和されていることが健康を維持する上で重要なカギとなるのである。

神経のインパルス（微弱電流）は組織の他の部分から各臓器へ伝達する。心理的なものが働いてインパルスを伝達するときもあり、また脳・脊髄神経や血液のように、循環によって伝達するものもある。

自律神経は各交感神経節で、運動や知覚をつかさどる脊髄神経と情報を交換している。そのため、脊椎《せきつい》にずれがあれば異常な刺激が脊髄神経に伝わり、これがさらに自律神経系に伝わり、内分泌腺、消化腺、血液・リンパの循環、臓器そのものに何らかの変化が生じる、それが病気の原因となるのである。

脊髄神経が脊椎の椎骨と椎骨の間から一つ一つ出ている場所を椎間孔という。椎間孔《ついかんこう》のところで、筋肉やじん帯が、ある一定の圧力で神経線維の周りを包んでいる。ところが脊椎がずれるとその圧力のバランスが崩れ、神経線維を圧迫したり無理に引っ張ったりするので、その先にある神経節での不調をもたらすのである。

神経節が不調和であればあるほど病気になる可能性は高い。

脊椎がずれるとどのような症状が出るのか

①頭を急に動かしたり、寝返りを打つとき、後ろを振り向いたとき、顔を急に上げたときなどにめまいがする場合がある。整体では頚椎と胸椎2までのずれを視る。

②犬の散歩などで突然ひもを引っ張られて首の突っ張りがおきることがある。腕の筋肉が硬縮している場合、骨と筋肉の関係で瞬時に脊椎がずれるためである。整体では頚椎5から

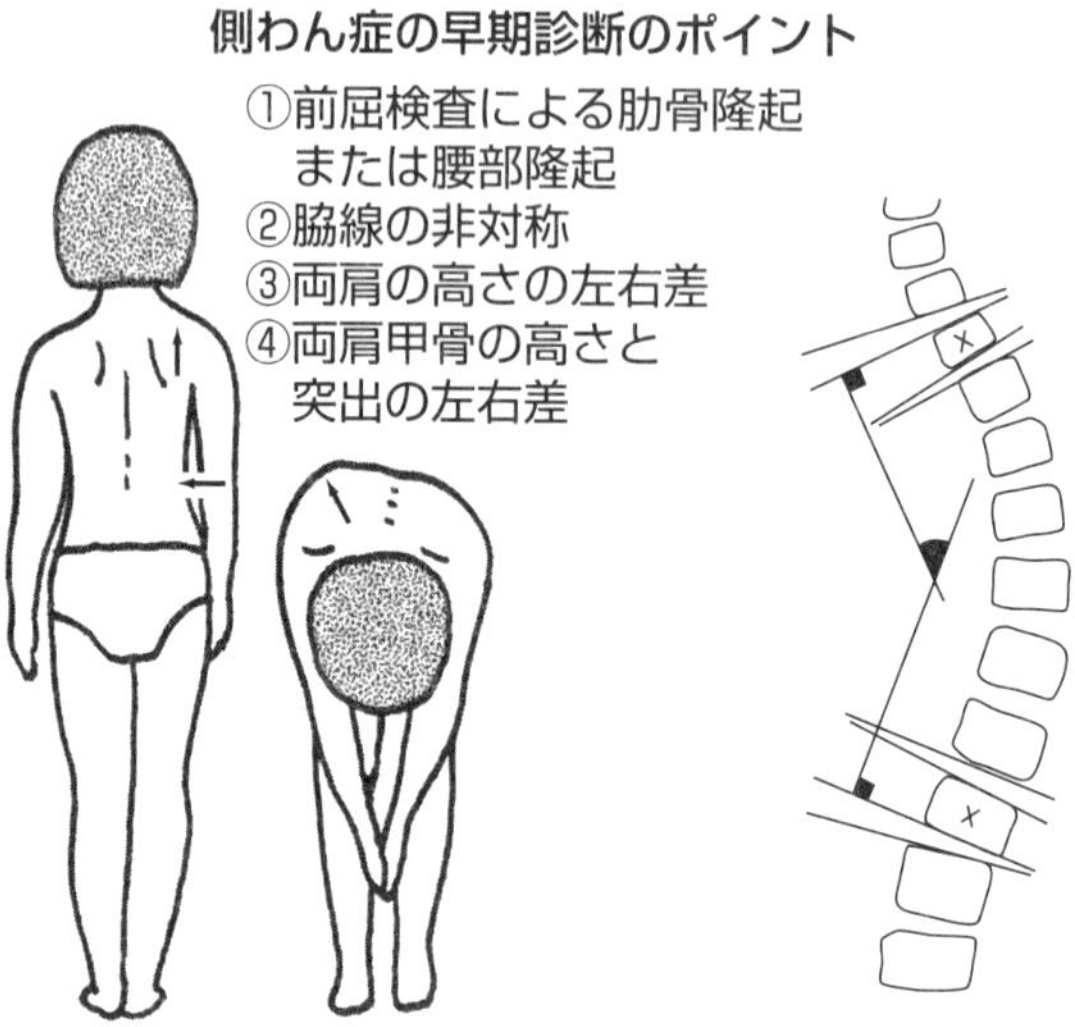

●特発性側わん症　椎体および椎間板の変形をつくる

胸椎2のずれを視る。

●骨のずれによる特発性側わん症

Ｃｏｂｂ法で三五度と計測された女性（一七歳・三〇歳など）の例として、四日おきぐらいで三~五回治療すると、腰がすぐ疲れる、背中が常に張っていたなどの症状がほぼ消える。五回目あたりで階段の上りでも呼吸が楽になっている。五日目の治療の時点で、後から見る前屈姿勢において、背中の隆起の差および横ふりが少なくなっている。

以降七日×五回・一〇日×四回・一四日×七回、その後は二一日間隔の治療となる。

整形外科では、Ｃｏｂｂ法で四五度を

超えると手術が必要とされる。整体は、それ以下を対象とする。

一椎《つい》一椎《つい》直す整体法とは

「ほんものの整体師」を選ぶ判断基準

ここでいう「整体」とは、一椎《つい》一椎《つい》の矯正法をいう。受け手である患者にどの骨（一椎）が動かされたのかが確実にわかる矯正法である。

世間一般におこなわれている整体は、どの骨を動かしたのかが患者にわからないやり方である。足を引っ張って「足の長さが整った」、腰、頚《くび》を左右にねじって「腰、首の骨を直した」という整体師もいる。

腰には五個の骨、首には七個の骨がある。それを足を引っ張ったり、腰をねじったりの動作でおこなうとどうなるのか。自分で腰をねじっただけでポキポキと音がなるようになる。それは、**じん帯が伸びて**関節に遊びが多くなったからである。骨が動きやすくなる、**骨がずれやすくなる**。骨がずれるとバランスが悪いから、筋肉を硬化させる。つまりこった筋肉になる。腰、首などのこった筋肉をねじって伸ばしてもらえば一時は楽になる。これが、**世間一般の整体**である。そのほかに瞬間脱力法、気功整体、念力整体、ストレッチ整体などの整体もある。

整体について知りたいことはなにか。それは、どんな症状のときに、およそどれぐらいの回数で症状がとれるのか。一回一回のとれ具合はどうなのか。具体的にどういう治療法でその症状をとるのか。これまでの整体に関する本、専門書には、このような情報がほとんどなかったように思われる。本書ではそれについて詳しく述べる。

整体でいう「背骨、椎骨の**ずれ**、脊椎転位」という表現は、脊椎の並びに異常がある（横ずれ、右上がりのずれなど）、前方にずれる（すべり）、後方にずれる（亜脱臼〈適当な言葉がないために使う〉）など椎骨のずれを三次元で読みとり、それを表現する言葉である。

整形で使う「**ずれ**」は脊椎すべり症を指し、腰椎の椎骨が椎間板のところで前後にずれた状態をいう。首の骨のずれは頚椎脱臼という。

捻挫・じん帯の損傷などは、スポーツ外傷などの医学的知識がない整体師にかかると、じん帯を傷めた人の手・足を瞬間に引っ張る、ひざをねじるなどの療法をもちいると、その後の選手生命を縮めかねない危険性がでる。

骨の矯正は、しっかりとした医学的知識をもち、十分な経験を積んだ方がおこなうべきものである。

一度整体を受けたなら、受ける前との違いに敏感になることが大事である。どの症状がとれたのか、軽くなったのか、施術者にいわない症状まで軽くなったかどうか。また、継続日数を知っておく必要がある。これが二回目を受けるときの判断になる。

技術がよく、医学的知識がある整体師ほど改善の持続性があるので「患者離れ」がよいものである。

「この症状なら、何回で治す」とはいえない。痛みを整体師が目で見ることができないので、一〇〇人中一〇〇人がそうなるとは約束できないからだ。

当然、ガンの転移、胆石など整体師の受け持ち範囲外の場合もある。それに対して「治ります　だまされたと思って施術を続けてください」という整体師がいる。これでは「治るまで継続しなさい」といっているようなものだ。また、継続しなければ「継続しなかったから治らなかった」といわれてしまう。

「その症状が出たのはいつからですか」

「はい、二年前からです」

「治るのには、悪くなった日数（二年間）だけかかります」

長年症状が出ている人には、このように答える整体師が多い。症状がとれる気配がしなかったのに、いわれるままに定期的にいつまでも通うことになる。しかし、これでいいのだろうか。治療を受けられる方も予備知識が必要となる。

整体は病気に対して万能ではない。施術してみなければ症状が消えるかどうかわからない。症状が消えたかどうかは、患者が判断することであって、整体師は、背骨を整えることでしか症状のとれ具合を判断できない。

特別な症状、変わった症状の人、一〇年以上前から症状が出ている人は、本人に治り始めの感覚がわかるのは相当の回数を必要とする。そのような場合、「短期五〇回の治療を受ければ何パーセント回復しますか」（五〇回目の治療から七日あけた時点での判断を基準にする）と聞かれる。

よほどの慢性症状・その他電気治療・薬（坐薬、神経ブロック注射）で症状をおさえていた人は、即変化が出るとはいえない場合が出てくる。痛みなどの発生時期に関しては、自己申告どおりでない人がたまに見受けられる。症状のある人がいたならば、いつでもどこででもできるのが整体であり、その即効性をその場で証明することができる。整体をするにあたってベッドがないとできないとか、大勢の人がいる前ではできないのは、インチキ整体師の逃げ口上でしかない。電気療法は、一定の周波数の電気を通すことによって神経に刺激を与え、痛みを感じにくくするものである。

私なら「短期一〇回の整体を受けて、整体反応あるいは自分の持っている症状のいくつかになんら変化がなければ、続けるかどうかを決めればよい」と答える。

整体師が人に話す治療結果より、「自分の目で実際に見て体験した情報に従って判断せよ」である。

判断材料として、つぎのようなことも目安になる。

・一回あたりの症状を改善させるパワー（力）はどれくらいか
・世間でいう「いい先生」とは、単に愛想のいい先生であることが多い。
・はやっている治療院は、同じ患者が一週間とか一〇回サイクルで何年も通っていることが多い。この場合、年々よくなっているのか、横ばい状態なのか、治療間隔はあけられるようになったのかが問題である。

当院において、長年（二〇数年）患った症状のため、初年度は年間二四回ぐらいの治療が必要な方もおられる。二年目は一六回ぐらいか、または修了。症状が改善されつつあるから治療が続くのである。最初の一〇回までに何らかの症状がとれ始め、確かな手ごたえがあるから治療が続くのである。

整体を受ける時期が遅すぎて、体が反応しない場合もある。また、背骨以外の原因による症状ならば、整体ではとれない。結果が出せなければ整体ではない。

治療にかかる時期を喪失したために思うような効果が出ない例として、顔面マヒ、突発性難聴がある。顔面マヒ、突発性難聴は、発病してから二週間以内に治療を開始するのが効果的だ。これは現代医学の常識である。

治療開始の時期も大切であるが一回あたりの効果が出せなくては意味がない。言い換えれば、初期効果を出せないようでは治療時期を逃したことと同じである。よき整体師に当たらなければ効果は望めない。三叉《さんさ》神経痛、顔面マヒなどが特にそうである。

整体治療の基本はゆがんだ脊椎を調整し、交感神経節の調和をはかることによって、ホルモンの分泌を促し、脳・脊髄神経系、自律神経系の活動を増加させることにある。

交感神経節は脳・脊髄神経や交感神経が複雑にからみ合って連絡し合い、中継的な働きをしている場所である。そのため免疫系、神経系、ホルモン系、脈管系が相互に神経伝達物質を伴って体全体のバランスをとっている。

体のバランスがとれれば、各細胞がすばやく正常に反応して、本来の働きをするのである。脊椎のずれを調整することによって、各神経、血液、リンパの循環バランスも改善されてくる。脊椎がずれているとそれぞれの循環が悪くなり、筋肉を萎縮、硬化させ、また細胞の働きも弱めるので自然治癒力、回復力を低下させてしまうのだ。

私がおすすめする整体は少ない回数で治療が終わり、慢性の人であっても、ほぼ三回から一〇回以内の治療で改善および終了され、その後何年も再治療を必要としない持続性を持った整体を指している。

そのような整体は一椎一椎の骨を物理的・力学的に確実に動かす矯正法で、動かされた骨がどの骨なのかを患者自身が確認できる。

もし機能回復への変化がなければ、その整体治療法を考え直さなければならない。

整体で大事なことは、自分の症状が確実に改善され、そのことを自分で確認できることである。

ここでいう持続性とは、最後の治療から何年もよい状態を保っているもので、「健康のために月に二回ほど治療に通ってください」というレベルのものではない。

ところが一般的な整体治療はマッサージが中心で、それは対症療法にすぎないので、そのため継続治療や家庭での運動療法が必要になるのである。

一椎一椎整体法は頸椎《けいつい》から仙骨（頸椎7、胸椎12、腰椎5、仙骨5、口絵参照）まで一椎一椎ずれた部分を正確に矯正していく。治療経過にしたがって骨盤、肩、ひじ、股《こ》関節、ひざ関節なども視て、ずれていれば矯正していく。

一椎一椎を確実に正しい位置に戻していくため、一回受けただけで自覚症状が軽くなり、骨が元の位置までずれない限り効果は持続する。

骨のずれが再び戻らなければ血流がよくなり、体内毒素や老廃物を吐き出すので、一回の施術で根治することもある。

その効果は実際に治療を受けた本人しかわからないものだが、一椎一椎正しく矯正された患者さんは、一般的におこなわれている電気治療、ツボ療法、指圧・マッサージ法、そのほか薬物療法の常識では信じられないくらいの効果にたいへん満足し、その後何度も治療院を訪れることはない。

細かく矯正する整体が必要なわけは、神経節の調整をはかることにある

背骨を正しく保つこと、言い換えれば脊椎のずれをなくすことが健康のかなめである。なぜ

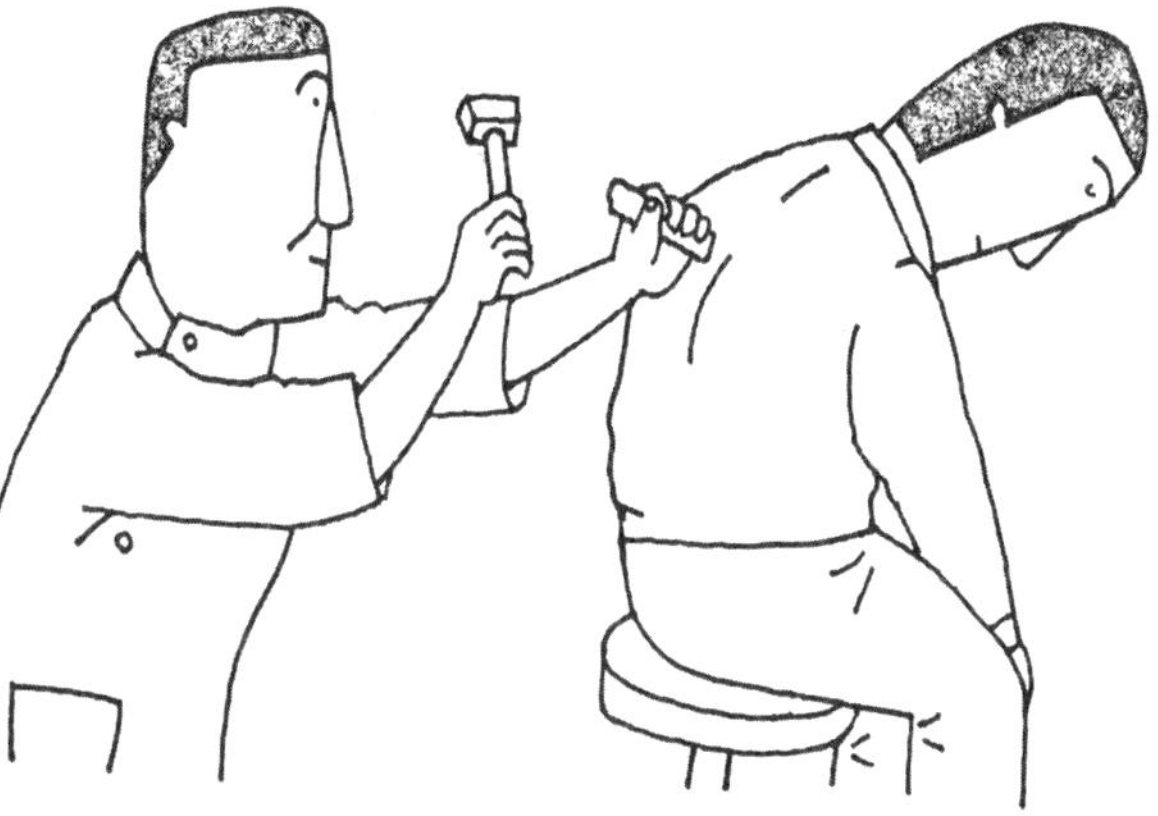

●一椎一椎の道具を使った矯正法（イメージ図）
ちょっとした道具があればどこでもできる（43頁参照）

ならば、私たちの体には隅々にまで命令し調和させる二つの神経（脳・脊髄神経と自律神経）が背骨に沿ってあり、体調をくずす原因は、それらを中継する神経節が背骨のずれによって正常に機能しなくなるからである。

肉体は、血液、筋肉、神経、骨などの関連しあった結合体であり、そのどれかに変調があれば、体全体がおかしくなる。ある患者さんの一症例では、患者さんは、片足のマヒ（厳密にいえば、ひざの上げ下げがかろうじてできる筋力がある）に苦しんでいた。この患者さんは、腰椎の椎間孔周辺（網状組織、神経節）に障害を受け、交感神経系と脳・脊髄神経系が協調しなくなった。それで頚椎や胸椎、腰椎、そのほかの仙骨・尾骨の調整をした。その結果肉体のエネルギーが回復すると、

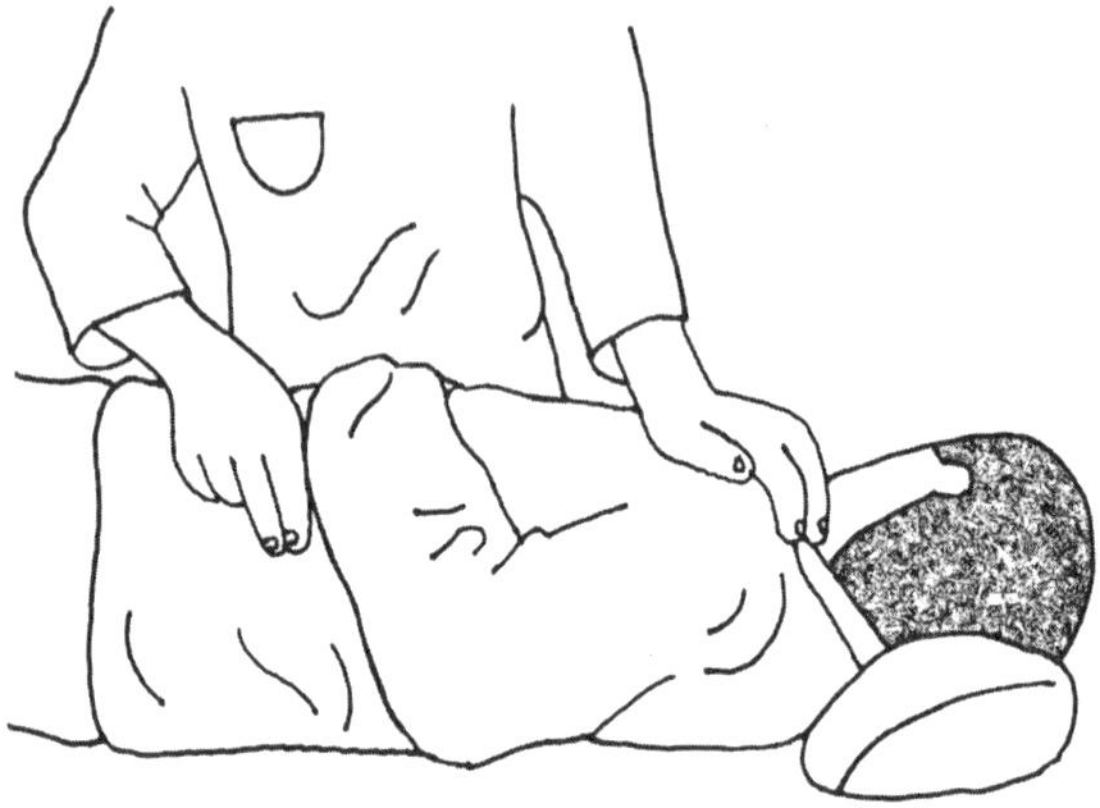

●指を使ってやる一椎一椎矯正法の一例（指の位置に注目）

各組織への血液の供給が増加し、治病が促進された。椎骨の矯正その他オイルマッサージの治療も含めて、平坦路を連続一キロ歩いても足が疲れなくなり、上り階段では普通に上れるが、下りでは少し不自由なくらいまでに回復した。

背骨を視て一椎一椎矯正する整体は、神経節での圧迫を直接とり除くから、ほかの療法にくらべて治療期間が非常に短くてすみ、再発は少ない。つまり、病気の原因となる神経節の圧迫による不調をとり除くことによって健康体をつくり、それによって症状を一掃することができるのである。

病気の中心は交感神経系と脳・脊髄神経系とがより協調するところである重要な神経節にある。つまり、頚椎1～3は脳神経に近いため影響を与える。胸椎1～2は下頚神経節、胸椎5、6、9

は内臓、腹腔神経叢、胸椎11、12、そして腰椎は**下腸間膜神経節**、仙骨一帯は骨盤神経節の各中枢神経の衝動、血液供給との間に協調がかけているため、病気になるのである。

リンパの結集部は頚椎3、胸椎9、腰椎4にある。そこに神経節の圧迫があれば神経パルスは弱められてしまう（25頁の図参照）。

また、**細胞**は交感神経系と接触を持ち、さらに、交感神経系は内分泌系と接触を持っているので、細胞はこの経路を通じて生命力のパルスを受けているのである。

整体法は、神経パルスの通り道である脊椎をまっすぐに整えることにある。整体法（整骨調整法）は、神経組織に長いことあった圧迫をとりのぞくことによって神経節を活性化し、本来協調していなければならなかったほかの神経節との調和をはかり、体のさまざまな機能のバランスをとりもどす。そのため、ほかの療法に比べ非常に早く健康体になるだけでなく、持続性も優れている。

整体でつぎのような症状が改善される。

①ホルモン関係では、糖尿病の人の血糖値が下がる。生理不順がなくなり、生理痛がなくなる。

②自律神経系では、胃腸の働きがよくなり食欲がわく。また肝臓、腎臓機能が向上する。

③血液・リンパの循環系では、手足の冷え、むくみがとれる。

整体のまちがった常識

整体に関して世間でよくいわれているまちがった常識がある。

体をゆする、寝返りをうつ、体をねじる、ストレッチングをする、そうすれば背骨が整うというものだ。一般的に家庭などでよくおこなわれている左右に腰をねじるだけの「ねじり8の字整体」も、これらのものと同様と考えてよい。

この方法では、どの骨がどのように動くのか施術者にはわからない。また、患者自身にも、どの骨にどのような力が加わったのかがわからない。だから効果も出ていないのだ。

その整体が有効であったかを判断するには、

①整体反応を出せるような内容なのか（43頁参照）。

②症状が消えたのか。

③持続性はあるのか。

という三つの結果を出せなければならない。この三つの効果を最大限ひき出すには、ずれた骨を直接一椎一椎矯正して直すしかないのだ。

骨格がずれたまま運動やストレッチをしても、運動成績や治療効果があがらないばかりか、逆に筋肉、じん帯、関節を痛める結果になる。

つまり、骨がずれ筋肉が硬縮した状態でそれを引き伸ばすスレッチをすれば、筋肉の起始、停止の関係からもっと悪い方向へ骨をずらす操作をしていることになる。

運動の前後にストレッチをすることは大いに意義があるが、しかし、基本的にずれている骨をストレッチで矯正することはできないのである。

それは腰を左右にねじる「8の字整体」でもいえることである。

整体によって骨格のひずみがとれれば筋肉の柔軟性が出てくるし、血液、リンパの流れもよくなる。そのため自然治癒力、回復力が早くなる。

「ねじり8の字整体」では症状はとれない

ラジオ体操でやる上半身（腰）の左回旋、右回旋を横向きに寝て（側臥位）おこなったのが、「ねじり8の字整体」である。

この整体法は家庭でだれでもが気軽にできる内容であるが、治療効果は期待できない。なぜなら、ずれた骨を読みとって、その骨だけを調整していないからである。

「ねじり8の字整体」で思うように症状がとれないわけはどこにあるのか。例えば、腰に激痛があって、腰を左右にほんの少ししかねじれない人に、腰をさらにねじらなければならない

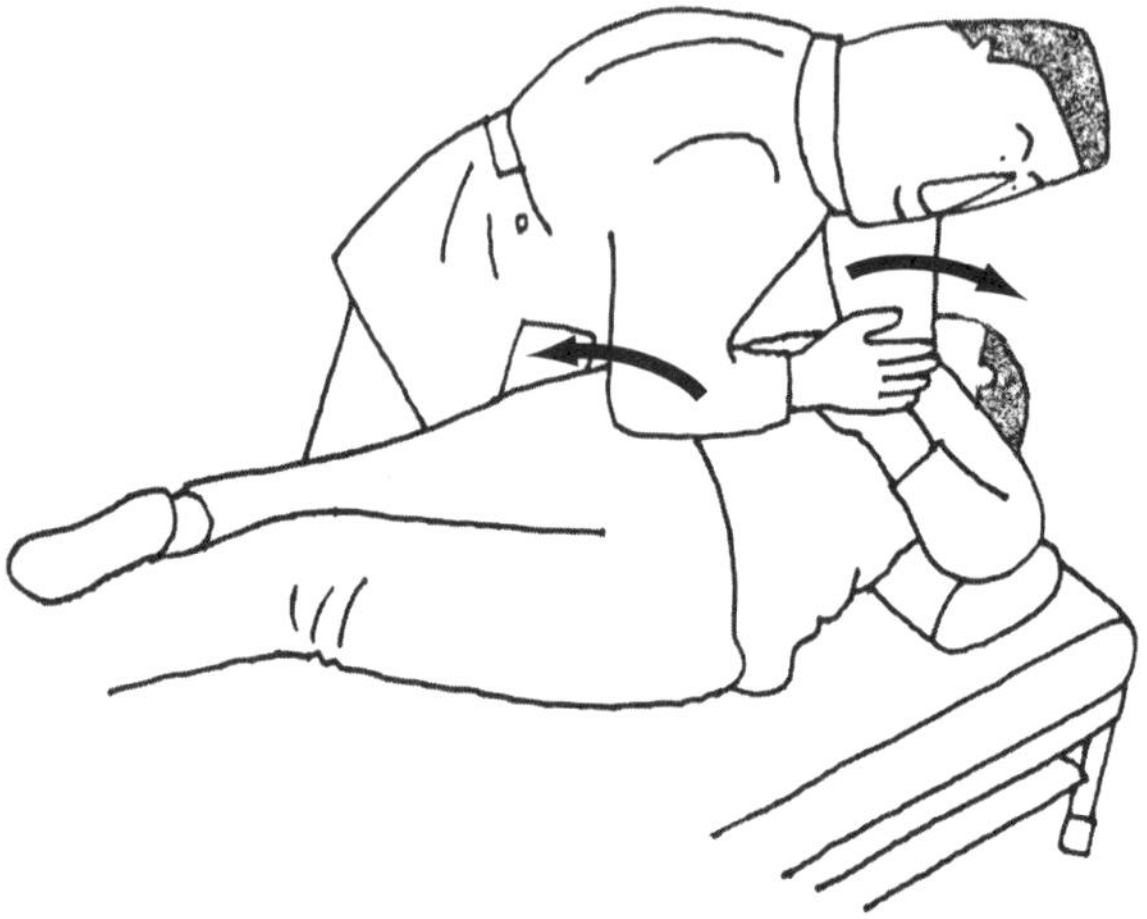

●世間一般のねじり８の字は、仙腸関節、腰椎を動かすといって関節の可動域いっぱい以上に左右にねじる（反対側もする）。74頁参照

矯正をされても、それではとても痛くて、この方法を使うことはできない。

また、かりに症状が軽く、腰に痛みがあるが、腰を左右にねじることのできる慢性腰痛の人の場合、「ねじり８の字整体」を使えるとしても、単に「８の字」を使っているだけのことで、**ずれた骨を見つけるわけではなく、またずれた骨に直接指を当てて調整するわけでもない。**

この方法だと、じん帯がゆるみ、骨の安定性がなくなるため、長期的にみてこの治療内容では疑問が残る。つまり、左右にねじる「８の字」では、いつまでたっても「治った」といえるレベルには達しないので、疲れやすい腰、腰張り、鈍痛、腰重が続くのである。

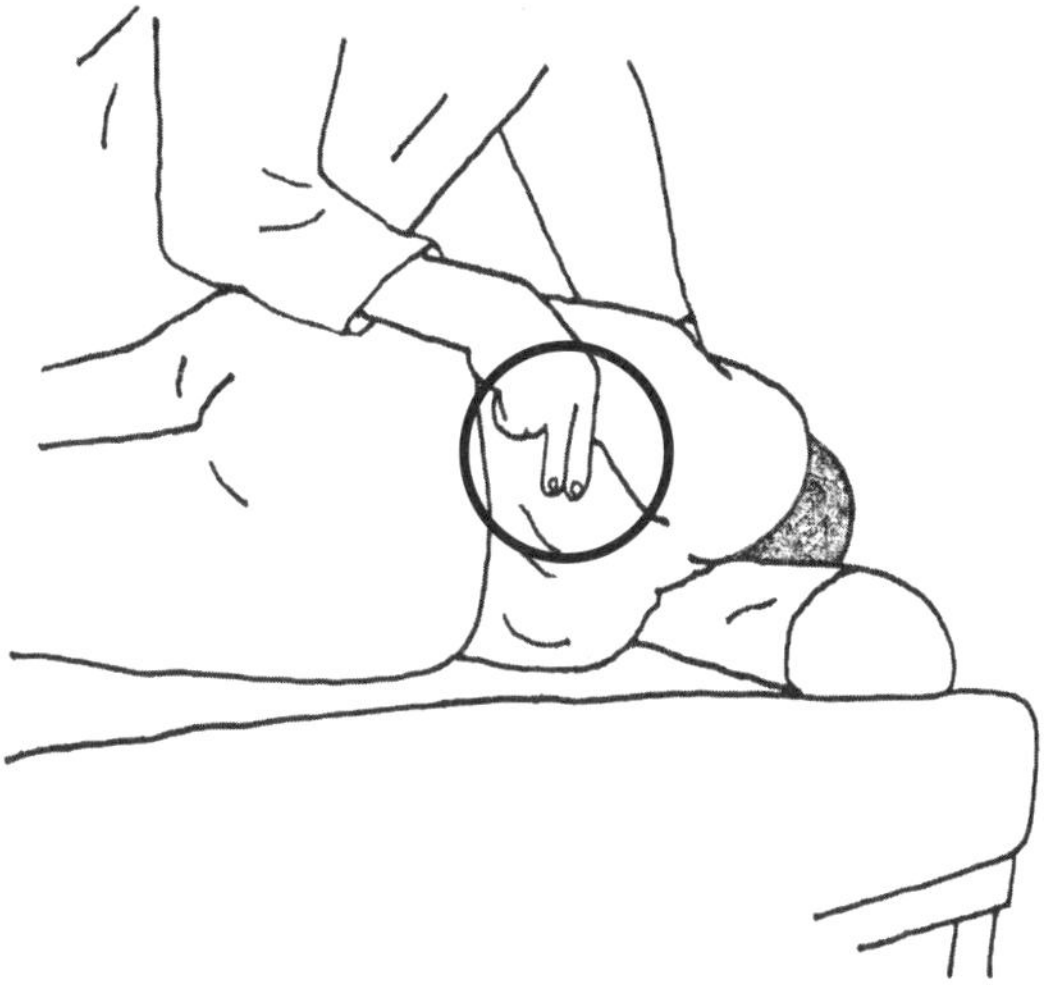

●ねじり七分目で止めた状態　指をあてた骨だけを動かす。動いたことが患者自身にわかるので、この状態なら8の字でもよい。
37・38・52頁参照

一椎一椎を視て骨のずれを直す整体師なら、手足のしびれ、ほとんどの腰痛、ひざが伸びないなどの症状は、三回から五回の施術を受ければ、五年以上は整体にかからなくても症状は出ないはずである。

治療後の整体好転反応とは

初めて整体を受けた患者さんの多くは、体の疲れがとれ、気持ちよくなる。ところが、治療直後からだるいといった疲労感、眠い、あくびがよく出るなどを経験する人がいる。これは、整体によって自律神経系などに影響を与え、生体バランスを整えるよう働き始めたためである。だから治療後は体全体が程よい疲れを感じ、また、それが程よい心地よさになる。

「治療のあとは眠っても眠っても、いくらでも眠れる」ということは、体が要求しているだけ眠れるということであり、筋肉のゆるんだ（弛緩《しかん》）とき、つまり交感神経がやすまっているときの反応でもある。

また、生あくび、げっぷ、オナラ、臭い尿、臭い汗が出るのは、毒素排泄作用が働いたためである。便秘ぎみの人は、一〇日ほどトイレ通いが多くなる。それは、排泄作用が活発になり排便を促すためである。

一時的にうずきや痛み、重《おも》だるさなどが出る場合がある。その痛みは萎縮していた筋肉や神経が再び活動し始め、血行がよくなったためで、停滞していた末端での細胞から大量の毒素、老廃物が一挙に押し流され始めたためである。

その痛みは一過性の血行障害がもたらしたもので、筋肉やじん帯がゆるんだため、それまで痛くて動かせなかった関節が動きはじめたからである。

治療により余計に痛みがぶり返してきたり、痛風、関節炎といったように、痛む場所が多少移動したりすることもある。しかし、まもなくその痛みや知覚マヒは正常になる。知覚マヒをおこしてしびれた場合、つねっても本来の痛みの強さがわからない。いわば、警報装置の故障である。

三日すぎても痛みがとれないようならもう一度視てもらい、再度背骨のずれを調べたほうがよい。

治療した日は体が軽いが、つぎの日には体がだるいなどの症状がみられることもある。このような場合、かえって具合が悪くなったと勘違いされがちだが、そのつぎの日には体がすっきりするはずである。

いつまでも体が重くすっきりしない、首、背中の張りや痛み、治療前と反対側に出た腰の痛みなどは、骨が正しく矯正されていないからである。腰骨を単に左右にねじるだけの「8の字整体法」や「背中持ち上げ法」「衝撃法」などで治療をすると、このようなことがおきやすい。

大量の毒素は血液循環により肝臓や腎臓に運ばれ、そこで急速に排泄処理される。それが終わるまで時間がかかるが、それはためた毒素の量と時間による。

アトピー、湿しんがある人は、風呂あがりに皮膚にかゆみが出る場合がある。

ぜん息症状の人は、治療後三〇分ぐらいして一時的に咳が多く出るが、一時間ぐらいで収まり、そのあとは咳が少なくなってくる。

腰痛で場所が限定できないで、漠然と「このあたりが痛い・鈍痛がする」という人がいるが、激しい痛みが伴うと、体が防衛的に痛みなどを鈍くしたり、しびれたりさせたりするからである。このような症状は慢性化させた人、治療間隔をあけすぎた人におこりやすい反応である。しかし、治療することによって痛い場所がはっきりわかるようになる。

また、背中がかゆくなる人がいる。これは皮膚から一・五センチくらい下の血行沈滞個所の血流が急によくなったためである。背中がほてって汗ばむ人もいる。

「首から上に血が通った。物がはっきり見える」という場合は、首から上の血流が急によくなったためにおこる変化である。

反応の遅い人は矯正して骨が動いたにもかかわらず、痛み、しびれがその場ですぐにとれずに変化を感じない人がいる。これは骨のずれを直しても、それに付属している筋肉、腱などがすぐにゆるまないで慢性化した人にみられたり、こりを感じない筋肉の硬縮（自律神経失調型）の人に多い。

正確にずれている骨を多数矯正し、治療内容が濃くなれば、それだけ早く体の変化があらわれるため、当然整体反応が出て、症状も早くとれる。

整体好転反応は、初回に骨のずれをフルパワーで目一杯直すと出やすいが、フルパワーの三分の一に抑えれば反応も出ない。出たとしてもわずかである。整体好転反応は一時的なもので、治療回数を重ねるとともに消えていく。

慢性の症状の人でも、整体好転反応が出れば、その後の治り方は非常に早くなる。

慢性患者は、一般的に治療後、一～二四時間後に一時的に痛みがかえって強くなることがある。しかし、その後（二四時間後ぐらいまでには）すっとれて楽になっている。以前から調子が悪かった場所である。これがほんものの整体である。

それに対して慢性化した人は、一～三日後、時間がたつにつれて楽になる。このような人も治療回数が進むにつれて早く反応してくるようになり、はじめは二四時間くらい後に体が楽になってきたものが、治療後は一～二時間で効果を確認できるようになる。

治療しても反応の鈍い人は、治りも遅い。治りの遅い体の人は不自然なものを食べても、飲んでも反応が遅いので、食中毒にかかった場合など、重症になりやすい。病気にかかってもかなり進行するまで自覚できないからだ。

年配者が整体を受けた場合に一～二日後に微熱が出るが、寝込まなければならない状態ではない。微熱が出るのは体内が活性化したからである。

例えば若い人が風邪をひいたときには、微熱（免疫系が活発に働くため）を出して早く治る。加齢にしたがって免疫系の働きや自然治癒力の働きが衰えてくるため、体温の低下と新陳代謝の停滞がおきる。体温の低下は冷たい、しびれるなど手足に顕著にみられ、新陳代謝の停滞は老廃物を蓄積し、細胞内にため込んでしまう。

しかし、一椎一椎のずれを矯正すれば、「年寄りだから治らない」ということはない。いままでの痛みがうそのようにとれ、全身に活力がみなぎり、しばらく忘れていた数年前の活動的な自分をとりもどすことができるようになる。

一椎一椎直す整体の治療効果は永続なり

骨のずれを一椎一椎視て直さないと、十分な治療効果は望めない。一椎一椎矯正しないと、後で強い指圧、足圧、あんまが必要になる。

一椎一椎のずれを完全に直すと痛みは消え、筋肉の硬縮もとれ始めるため、軽い指圧・あんまですむ。骨のずれ幅が少なくなれば痛みは消える。より正常な方へ積極的に動かせば、骨はさらにずれにくくなる。腰痛の場合、痛みがとれてからさらに一、二回の治療をすれば、治療効果はより持続する。

整体の本当の効果を体験してもらうには、軽い指圧、あんまもおこなわないほうがよい。

正しい整体は病気を好ましい状態に好転させることができるだけでなく、その治療効果は背骨をずらさない限り永続する。

一椎一椎直す整体の治療回数の目安

腰痛の場合は、年齢差や、急性か慢性かで治療回数は異なってくる。
つぎの三つの条件を満たすものについて述べてみたい。
①五五歳より若い年齢層であること。
②過去に腰を痛めた経験回数が三回以内、あるいは「三日寝ていたら腰の痛みが消えた」という中程度の腰痛であること。単に腰に痛みが出た回数はここに入れない。
③急性腰痛・坐骨神経痛で痛めてから三日以内に治療に来院された方であること。
以上の条件を満たせば一～二回の治療で八割の人は治る。日数をあけて二回ほど治療をすれば、腰から下の症状は五年以上出ないはずであるが、しかし特殊な条件下であれば異なることはある。残り二割の人の治療回数は、これに二回ほど追加治療が必要である。ここでいう「治った」とは、患者本人からでた言葉を指したものである。また、整体を受けたその回数は、患者さんの口から自然と出た治療回数という言葉で表される。

ずれた関節周辺のじん帯や筋肉が萎縮し硬直すると、関節の動きは制限され、固定されて動かないようになる。こうなると痛みは感じないのだが、血液循環が悪いためダルヤメ、腰張りなどの症状が出る。

腰にダルヤメ（だるい痛み）の症状が出てから半年以上たったものは慢性症状とする。この場合は四回から一〇回ほどかかる。

急性腰痛のほうが少ない回数で痛みはとれるが、慢性腰痛、**しびれ**の場合は四回から一〇回の治療を必要とする。しかし、これで五年以上施術しないですむはずである。

寝込むような腰痛を三回ほどやると**坐骨神経痛**になりやすい。なぜなら、腰痛の出ない位置に骨盤をずらして帳尻合わせをするからである。人為的に、あるいは腰に痛みのこない位置に体が勝手に腰椎、仙骨、尾骨、仙腸関節へと順次ずらしたから、坐骨神経のほうに痛みが出たのである。

この場合、治療回数は四回から一〇回の治療で八割の人が治る。残り二割の人は三回ほど追加施術を必要とする。

骨のずれからきている**頭痛**の場合はまず一回でよい。頚椎、上部胸椎、下部胸椎、腰椎のずれをとると、その場で頭痛が軽くなり、そして施術が終わった一時間後にはとれている。日数をあけて一回か二回施術を受けておけば、普通一〇年以上は再発しない。骨のずれを直す治療を受けていれば、再度治療に来院されることはない。

年配者や電気治療を三カ月以上かかっていた人は、効果が遅れて出る。つまり、治療三回目ぐらいから痛みがとれ始める。

整体治療は、一回一回よくなっていくものである。また治療経過中でもだんだん治療間隔をあけられる。

治療間隔がいつまでも開けられない場合は治療方法を考え直した方がよい。整体師側の治療内容による場合も考えられるが、患者側に極端にまちがった食生活や睡眠不足、ハードな体力消耗などの問題を抱えている場合もある。

整体を受ける前の予備知識

どのような整体治療を受けたら効果的なのかを知っておくことが望ましい。知らないことによって何回も通院し、症状が完全にとれないまま無意味な治療を続けることになり、お金と時間を浪費することになる。

効果的な整体治療の目安として、つぎのようなものがある。

①どういう治療方法で、何回の治療回数で治るのかを知っておくこと。おおよその治療回数は、一回目の治療内容と効果で、患者さん自身にも見当がつく。

②どの骨を動かしたのかがわかる整体治療であること。

骨を視て一椎一椎を矯正した整体であれば、一つの骨にだけ力が加わるので、受け手によくわかる。また施術者と患者さんの間で「どの骨を動かした」「動いた」が互いにわかることによって、骨のずれが原因で症状が出ていると理解できる。

③好転反応があったかどうかを観察する。

よい整体師に当たれば、一回目で完全に症状がとれ、体が軽くなることもある。

治療後だるい、眠い、全身ぐったりしてひたすら眠りに入るなどの反応が出る場合は、筋肉の萎縮がとれ、体液の循環がよくなり、細胞内の老廃物を運び出すからで、その後全身が軽くなる。

また、神経系が正常になるから、その夜からぐっすり眠れる、夜中にトイレに行かなくなったなどの報告もある。

このような好転反応があれば、その治療は効果があったといえるのだ。

「ねじり8の字整体法」で腰骨をねじる整体師のなかにも、一椎一椎を矯正する「ほんもの

の整体師」はいる。しかし、その数は非常に少ない（43頁の図参照）。

マッサージ行為には国家資格が必要である。ところが、「整体」の看板を掲げながら、無資格でマッサージ行為をしている整体師が数多い。業界では、七～八割（二〇〇三年三月現在）の人がマッサージ師の免許を取得せず、無法におこなっているのが現状である。

免許を取得していれば、治療院の待合室などに免許証が掲げてあるはずだから、確認されるとよい。

整体師という国家資格はないため、無経験で開業している整体師は多い。また、整体にかこつけておこなっている無資格者のマッサージ業務の取り締まりもない。この本を読んでいるあなたも「整体師です」といえば整体師になれるのだ。施術者が白衣を着ているから医療資格がある、と患者側が勝手に解釈しているのではないのだろうか。

国家資格を取得し、骨と筋肉と神経と血流の関係を知っていれば、「ねじり8の字整体」のような治療はできないはずなのである。

一例として、頚（首）の骨を、単に左右にねじる。整体で症状をとる技術をもっていないから、マッサージ（指圧・足圧）行為をしたり、健康食品を買わせたり、家庭での運動療法をすすめたりするのである。「整体の看板に偽りあり！」である。

つぎのような整体ならば信用できる。

①混み合っていない整体院。

骨のずれを読みとり、頚《くび》などを矯正するのには集中力を必要とする。混み合っていては集中力を欠くことになる。どのような症状の患者さんに対しても、頚・腰の骨を単に左右にねじるワンパターンの治療なら、集中力は必要ない。

「骨のずれを視る」とは、骨をどちらの方向（例えば右方向）に動かせば症状が消え、また、逆方向（左方向）に動かせば、症状が出ることを意味する。だから、力の方向が正しいか（右ねじり方向、左ねじり方向という相反することを同時にしていないか）を観察する。悪い方向にひと押しは、じん帯をのばすことになる。

②毎回、症状の変化を聞く整体院。

それだけ変化を出せる自信があるからだ。毎回変わらないところでは、初めから聞かない。

③健康食品をすすめないところ。

整体で骨のずれを直してあれば、血液、神経パルス、リンパの循環がよくなり、健康食品は必要なくなる。

全員にすすめるところは信用できない。腰痛ベルト、頚カラーを、症状の程度によっては使用した方が治療回数を少なくすることができる。

一椎一椎直してみる

尾骨のずれ

整体師の立場からみると腰椎、仙骨、尾骨の調整は非常に重要である。

●ケイシーのリーディングによる尾骨のずれ

頭痛は、自分でも気づかずにいる尾骨の亜脱臼（ずれ）や、誤った食生活からくる消化不良が原因になっていることもある。――ケイシーのリーディングより――『ケイシーの自然療法』林　陽訳　徳間書店刊（50頁・225頁参照）

氷の上でひどく転んで尾骨を打った。尾骨の痛みに悩まされたがその後なんともなくなってしまった。その後には精神病院生活に入る。尾骨のずれが原因であると指摘され、尾骨を直すことによって社会復帰した。精神障害。——ケイシーのリーディングより——『超人ケイシーの秘密』棚橋美元訳　たま出版刊

精薄児で引きつけをおこす。娘（エミイー）の精神は、成長が停止した三年前の事故（尾骨を打った）当時、彼女がまだ二歳だったときの状態から、再び働き始めた。三度目の施術で背**骨の調整が正しく調整され始めて、やっと治療が認められた。**三週間毎日の治療を指示された。一週間目の終わりに、娘の精神がはっきりしてきた。その後娘の精神は急速に発達した。——ケイシーのリーディングより——『川がある』光田　秀訳　たま出版刊

エミイーは二歳のときから運動障害が目立つようになり、しだいに知恵遅れも表面化してきた。

「エムイの障害は脳にあるのではありません。脊椎、特に腰椎のあたりをチェックしなさい。二歳のとき腰を強く打ってしまったのです。そのとき脊椎の底部（尾骨）がずれてしまい、それが年を追うごとにひどくなり、しだいに障害を増してきたわけです。このままでは、底部のずれはさらに神経を圧迫するようになり、ほどなく、動けなくなってしまうでしょう」

脊椎のずれの調整がおこなわれた。すると治療を始めてわずか五日目に、彼女は普通に歩けるようになった。——ケイシーのリーディングより——『エドガー・ケイシー　世紀末の大予

言』岡田英男著　ＫＫベストセラーズ刊　（）内は著者が加筆。

事故による脊椎のずれは成長するにしたがって、しだいにひずみを大きくしていった。

●腰椎、仙骨、尾骨の調整

腰椎、仙骨、尾骨の調整をし、圧迫をとることで、下肢の先端へいく神経エネルギーが活発に働き、下肢の痛み、冷え、むくみ、疲労の回復に効果がある。

下肢の冷えなら仙骨と尾骨のずれ、虫垂炎なら仙骨の2〜3、腰、ひざ、痔の症状のときは尾骨のずれまでも含めて調整すればよい。

ケイシーのリーディングは原因よりも、むしろ治療法に力点を置いている。

娘が突然精神異常をおこした。親知らず（いちばん奥にある歯・第三大臼歯）が本歯茎に食い込んでいて、それが脳神経を冒していたのだ。その歯が抜かれて数日たつと、娘の精神は元に戻った。

親知らずに痛みや腫れがあったときは、歯科医の出番である。親知らずはもぐっていても抜かなければ、年をとってから入れ歯のバネになる。

●尾骨の振動

そのほかに腰、ひざ、痔の症状のときは尾骨のずれを調べる。

尾骨の微細な不随意運動（尾骨が五秒ほど振動して三秒ほど休む。それを繰り返す）がおきてしまった例もある。尾骨の変なずれかたによって出た症状で、本人だけがわかる感覚である。

ずれを直すことにより、尾骨の振動が止まった。

尾骨のずれは、精神障害、ノイローゼ、うつ病、無気力と関係する。

腰椎・仙骨にずれがある人は背筋を丸めた姿勢で座る、腰掛ける、横すわり、脚を組めば、尾骨周辺の筋肉、じん帯がこわばっているため、尾骨を引っ張ってずらすもとになる。また、尾骨痛、切れ痔、便秘などの症状をつくる要因となる。

尾骨のずれによって排便時に尾骨が動かなければ、便が肛門のふちに残りやすい。

尾骨痛は　妊娠、分娩、外傷（尻もちをついて尾骨を打撲する）などによって発生する。尾骨先端部に圧痛があり、長・短時間の座位、排便時に痛む。

ケイシーのリーディングでは、内臓諸器官を動かし、その秩序をとっている自律神経系と、外部筋肉の運動と統制を司る脳・脊髄神経系の両方を重視している。自律神経系が脳・脊髄神経系に調和していないと、そこにトラブルが出てくると語っている。

仙骨は五つの骨から成り立っていて、医学的には癒合《ゆごう》しているといわれているが、生きているうちは独立し、わずかだが動くと整体師は考える。それは、仙椎一個一個のずれを直すことによって症状が消えることを根拠としている。また仙腸関節はでこぼこの平面関節であるが、滑膜があるために動くと考える。

仙骨を整えることによって神経の調和がとれ、でん部にある梨状筋《りじょうきん》（仙骨1〜2）のこりなどの症状が即座に改善され、なおかつ良好な状態が持続できた症例がある。そのことによって「仙骨は微妙に動く」といえる。

医学的に説明がつかない部分ではあるが、梨状筋などの筋肉がゆるむのは自律神経が作用しているとしか考えられない。

家庭でもできる正中仙骨稜《りょう》の曲がりを整える方法は、親指の指紋部ぐらいの幅・面積で瞬間的に強い力でおこなう（174頁仙骨矯正参照）。

骨盤矯正では、仙腸関節以上に仙骨を重要視する。それだけずれている人が多く、また、症状のでやすいところである。

仙骨は道具・足の親指やかかとを使って矯正する。

老人の腰痛、神経痛は、「年だからしょうがない」とよくいわれる。七〇歳を超えていると「老化現象だからしょうがない」と医者では相手にされない。確かに老人の骨はもろく（骨粗しょう症）注意が必要だが、骨のずれを本書にある道具などを使って直せば、腰の痛みなどは三回ほどでとれる人もいる。

腰痛・ヘルニア

腰椎・仙骨・尾骨・仙腸関節・頚椎のずれを直す

腰椎などの直し方は37・38・43頁の図参照。

腰痛は軽い痛みのものから、ぎっくり腰、腰椎捻挫《ねんざ》のような急性の腰痛といわれる激痛のものまで痛みの程度もそれぞれ違う。その痛みの強さは、腰痛になった本人にしかわからない。筋肉の硬縮などを伴っているものだと、腰痛状態であっても、それほど痛みを感じない腰痛もある。

●腰痛の症状（78頁参照）

①立っているとだんだん腰が重くなってきて、台所仕事などが長くできない（腰重）。
②他人より腰が疲れやすい（疲れ腰）。

③動き始めのときに痛みがある（静→動）（座→立）
④二回以後はすぐ腰が伸びるが、動き始めるときに腰が伸びない（腰張り）。
⑤瞬間にすっと立つことができない。
⑥立って靴下や靴が履《は》けない。座っても痛みがくるため、靴下や靴が履きにくい、履けない。
⑦仰向けに寝て（仰臥位）、大腿の開脚ができない（開脚座位）。
⑧無意識的に立ったり座ったりできない。
⑨踵《かかと》をつけてしゃがめない。踵をつけるとひっくり返る（アキレス腱が伸びない）。
⑩前屈からの上体おこしで、ひざ、大腿に手を添えて体をおこしてくる。腰に力が入らない。
⑪夜中、あるいは朝方の決まった時間に腰が痛む。また寝床からおきるときに腰が張っている（寝腰）。
⑫腰が痛くて寝返りをうてない。
⑬ひざをまっすぐに伸ばせない（ひざ曲がり）。
⑭中腰の姿勢だと痛みがある。
⑯長く歩いた後に腰が痛む。
⑰くしゃみをすると腰が痛い。
日常生活の中で以上のような動作に覚えがあれば要注意だ。

●あなたはいくつの症状を持って整体院にこられましたか？

体に対する不快な症状として、痛みやこり、しびれなどがある。それは、体の生体防衛反応、つまり、身体内部に発生した異常を知らせるための安全装置である。だから激痛があるからといって、単に止めるだけの方法（痛み止め）を使えばよいというわけではない。その原因を調べて対処することが大切である。整体の場合、「痛みとり」に照準をあわせた治療ではなく、しびれ（知覚神経系）、腰張り（運動神経系）などに対しても有効であり、前記にある①〜⑰の症状が消えてしまうことに大きな意義がある。整体などで症状がとれなければ、医者がすすめる手術も必要である。痛みは精神的な負担を強いられ、気持ちがふさぎがちになり、家に閉じこもりがちな生活になるからである。

●ぎっくり腰（急性腰痛・腰椎捻挫）

ぎっくり腰は特定の原因によるものではなく、さまざまな原因により突然おきたものを指す。ちょっとした動作で腰がギクッとしたと感じると、もう立つことも座ることも動くこともできないほどの激痛だ。その姿勢で激痛に耐えながらジィーとしているしかない。一回目のぎっくり腰だったら、二〇分くらいで、ゆっくりではあるが何とか歩けるようになる。そして一〜二日安静に寝ていれば痛みは消える。

●腰痛治療を始める前に、治療後に足はかかとをつけて立つ。つま先を15センチ開く。前屈でつま先の前15センチのところに手をつく。毎回同じ条件でやる（77頁参照）

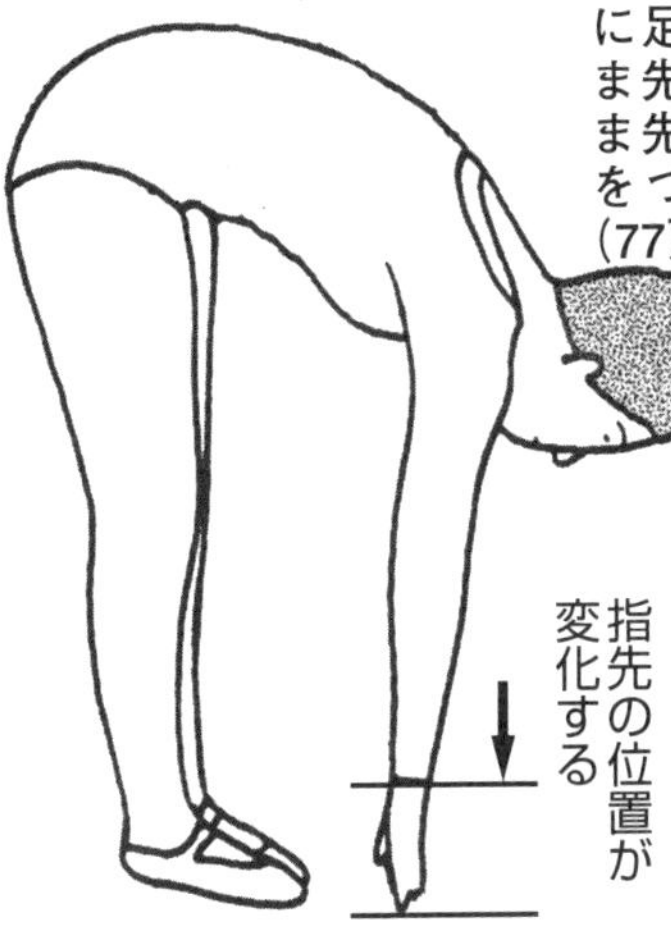

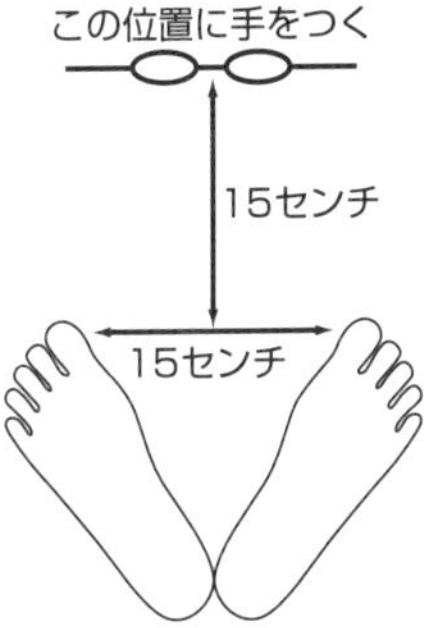

その後、少し休養すれば痛みは消えていたという程度の小さな腰痛は何回かあるが、二年後くらいに二回目のぎっくり腰になると、一回目よりひどい場合が多い。それでも四〜五日くらい安静にしていれば当面の激痛は消えるが、それでも他人より疲れやすい腰（疲れ腰）であったり、朝、寝床からおきるとき腰が張って（寝腰）いたり、動かし始めに腰が伸びないなど、腰に違和感を覚える。

ずれた関節のところを動かせば痛みが走る。それは、その関節が動くことによって神経を刺激するからで、関節周辺のじん帯や筋肉が萎縮から硬直に入り、関節の動きを制限、あるいは関節を固定させて動かなくなってしまえば、腰の痛みは消え、徐々に動けるようになる。

つまり中程度のぎっくり腰ならば、ほっておいても五日ほどたてば痛みは軽減するが、しかし、すぐに腰が疲れて張ってくる（疲れ腰、腰張り）、腰やひざが曲がったままである、座ってから立とうとするときにすぐに腰が伸びない（座立腰）、くの字姿勢腰痛、坐骨神経痛、足のしびれなどが出ることが多い。

整体師ならその場で痛みを軽減、二日で腰痛を退治できる。治療回数および日数がかかっていてはダメである。即効で持続性があれば、患者自身から、「腰痛が完治した」という言葉が聞ける。

三回目、四回目のぎっくり腰はそれまで経験した激痛のあるぎっくり腰よりさらに痛い。痛めたその姿勢で激痛に耐え、脂汗《あぶらあせ》をたらしながら三〇分から三時間くらいすると、くの字姿勢（68頁参照）ではあるが、多少は動けるようになるので、家で安静にしている。

七日間寝ている間に鎮痛剤や座薬を使うが一向に痛みが消えないので、先が見えない不安で本人はあせる。くの字姿勢になって一〇日以内に整体院に見える患者さんもいれば、前かがみのくの字姿勢で腰を固めてしまう（腰の筋肉が硬直）人もいる。

整体師の場合は、急性腰痛、寝腰、疲れ腰なら一～二回の矯正だけでとれる。慢性化した腰痛には三～八回のくらいで痛みがとれ、永続する。

整体院などで一回バンキー（吸玉）療法（154頁参照）を受ければ、料金はだいたい六〇〇〇円以上する（平成15年現在）。これらは、家庭療法として吸玉があればだれでもできる。

腰の痛みはなくなったが、なぜか**寝腰**、**疲れ腰**などの症状が出るような場合がある。それは、ずれた関節をそのままにしておいたため、筋肉、**じん帯**で固めてしまったからである。

このような腰の症状は、整体で骨のずれを一椎一椎直していないためで、腰痛が治ったわけではなく、腰椎のずれに新たに**仙骨のずれ**をつくり**仙腸関節**までもずれてしまったから、そのような症状が出たのである。

●腰から下に何らかの症状があれば治ったとはいえない

具体的にいえば、足腰の冷えや、前屈などをして腰の可動域が少なかったり、**便秘**、**生理痛**、生理不順、寝床の中でふくらはぎのつり（**こむら返り**）、ひざ関節などの痛みが出たり、正座ができない状態ではいけない。その治療は骨を正しい方向へ動かしたのではなく、全体で**帳尻合わせ**をしただけなので、ほかのところに症状が出てくるのである。

このような治療は完全に直したわけではないので、腰痛予防といって、一〇日おきに来院させたりする。患者は腰痛に対して不安だから通い続けることになる。また患者側も「完全に治った」といえるほど治っていないので、いわれるままに通ってしまうのだ。これでは、だまし整体といわれてもしかたがない。

●ぎっくり腰はどういうときにおきるのか

腰に突然激しい痛みと運動制限をもたらすぎっくり腰（腰椎捻挫）は、一体どうしておこったのか、また、どうすれば防げるのか。

それは、腰椎のずれがひどくおきたため、腰に痛みが出たのが原因である。

普段から腰の健康状態がよくない。言い換えれば、他人より疲れ、張ってくる腰（疲れ腰、腰張り）、座立腰、立っていると腰がだんだん重くなる（腰重）、そのほか、おしりのほっぺがこる（梨状筋のこりは仙骨1～2、大・中殿筋のこりは腰椎4～仙骨2）などがある。

いずれも腰の危険信号である警告が出ていて、なんとなく腰が不安である。いつまでも警告を無視して横着《おうちゃく》をしていると、体にかなりの負担を強いることになる。

このとき突然やってくるのがぎっくり腰である。アーやってしまった、ということになる。

腰痛のずれが許容範囲を超えている人であれば、ちょっとしたきっかけで、ぎっくり腰はおきる。

①手を伸ばして吊り戸棚に入っているものをとろうとしたとき、咳《せき》・くしゃみをしたとき、腰張りの人が急な動作をしたときなど、その瞬間に腰に激痛がくる。

②背中・足腰の冷え、肩こり、背中・腰の張り、筋肉の緊張が高まったとき、および左右の

筋肉の張りに大きく差が出たとき。
③冷房などで冷たい風を体の一方から受けたとき。
④足腰を必要以上に冷やしすぎたり、寝不足、過労などのとき。
⑤体を動かしすぎたり、同一姿勢を続けたり、狭い場所での作業をしたとき。
⑥冷たい食べ物、飲み物（ビールなど）を大量にとりすぎたとき。

汗をかいたら、その都度よく拭くこと。汗をかいてそのままにしておくと体は冷え、腰痛のもとになる。背中（背骨側）に風を受けたときは、特に汗を拭う必要がある。眠ってからは体温調節が十分働かないので扇風機や夜風、クーラーにあたっていると筋肉がこわばる。**冷えからくる腰痛**も現実にある。

またガンの転移、股関節骨頭壊死《えし》などでも腰痛がおこる。

●ぎっくり腰の人の姿勢

ぎっくり腰の人は、腰を丸めてひざを曲げた姿勢をとる。この姿勢のほうが腰痛に対しては楽だからだ。しかしこの姿勢だと次第に腰筋、背中の張り、三日目くらいには肩こりまでもってくる。

また一部の人は腰をかばうため、無意識に腹に力を入れる。そのため腹直筋などが疲労、硬化し、腹直筋・横腹筋（口絵参照）に沿った部分にこりや鈍痛が出る。

●くの字腰痛

くの字腰痛であっても骨のずれを視て判断し、一つの骨に対して一椎一椎矯正することによって、今まで、動きにくかった患者さんが、わずか五分ぐらいの施術でだいぶ動けるようになる。さっきまで確かに動きにくかったはずなのに、不思議がられる。こんな光景は常日頃ある。付き添いの人がびっくりされる。

施術院に入ってこられたときの姿勢は、鼻と体の中心線上の位置が一五センチずれているくの字で、やや前かがみの姿勢（くの字腰痛）であった。この場合、一般の腰痛より施術回数が三回ほど増える。

なかには三回で痛みが消え、四日目にはもう仕事に出かけた人もいるが、このようなくの字腰痛の施術回数は、八回ぐらい必要だ。

（注）少なくとも最初の二日は、絶対安静にしてあまり動かないことが治療の決め手となる。車の乗り降りおよび乗車時間は最小限にする。無理をして仕事などに出かけようとすれば、ツケはあとで回ってくる。

そうなると治療効果を相殺してしまうことが多い。再び鼻と体の中心線の位置がずれてしまい、傷口をもう一度開くようなものである。痛みが出ることによって治療回数は増える。

くの字腰痛でこられた方で、自宅まで、車で小一時間もゆられたら、腰の負担も大きい。治療効果は半減してしまう。その場合は、近くのホテルに泊まり、夕方にもう一度治療を受け、さらに翌日の午前中にもう一度治療を受け、二時間ほど休憩して帰ればベストである。つまり、**遠方の方、重症の方、早く治りたい方の治療のかかり方**の一例である。この場合は初日だけ、一日二回整体を受けることになる。

一椎一椎矯正すれば、くの字腰痛で見えた方がその後五年間、いやそれ以上整体院に顔を見せなくてもいい状態までもっていける。それが事実である。

骨を整えれば整えただけずれにくくなる。六日目には仕事に出られるようになる。短期成績、長期成績共によい。

くの字腰痛の人は治療開始より三日間は腰痛ベルト（コルセット）をしていたほうが、腰の安定のためにはよい。

●なぜくの字腰痛になるのか

腰の痛み、なかでも耐え難い激痛であれば、体は本能的に激痛を少しでも和らげる姿勢をとる。つまり体をねじり、ずらすことによって脊髄の出口である椎間孔を出てすぐのところの

（神経節あたり）神経の圧迫、引っ張りを少なくしようとするからだ。そのため腰の筋肉を硬化して可動域をなくし、痛みを最小限にしようとする姿勢となる。くの字腰痛で腰の筋肉が硬化し、腰の可動域を制限する。

痛いところで踏ん張っていられないから、体をねじりずらして、本能的に帳尻合わせをすることになる。他人にしてもらう、または自分でするねじり整体があるが、おすすめはできない。

●腎臓機能低下からくる腰痛

腎臓機能低下からくる腰痛は、日ごろから腰部の上半身（起立筋）の張り、こり、鈍痛がある場合が多い。腰部の横から大腿部外側にわたり鈍痛やしびれがある。

腎臓機能低下は胸椎11～12、腰椎1～2のずれを視る。

腹痛の場合は腎臓結石、急性虫垂炎、胆石、胃潰瘍の場合もあるので、いつもと違った痛みを感じたときは、すぐに医者に行かれることをおすすめする。

●坐骨神経痛

骨盤を構成する骨は左右の寛骨《かんこつ》、仙骨、尾骨である。

坐骨神経は、仙骨神経叢《そう》の主な枝としてあり、梨状筋《りじょうきん》下孔を経て大殿筋の下を通り、大腿後

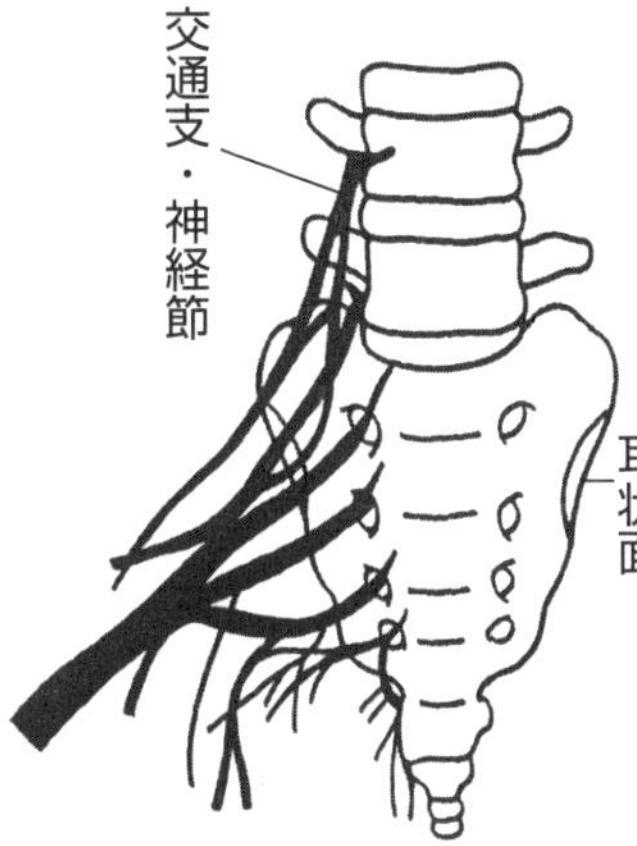

仙骨前面

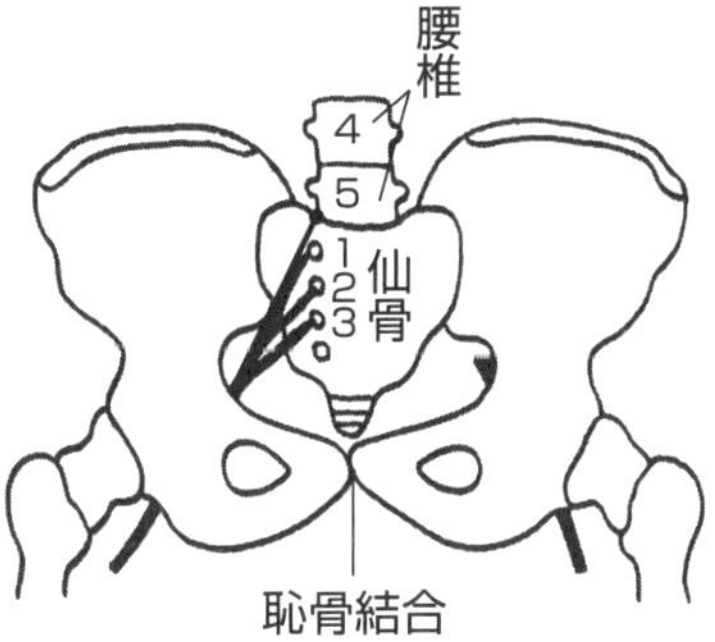

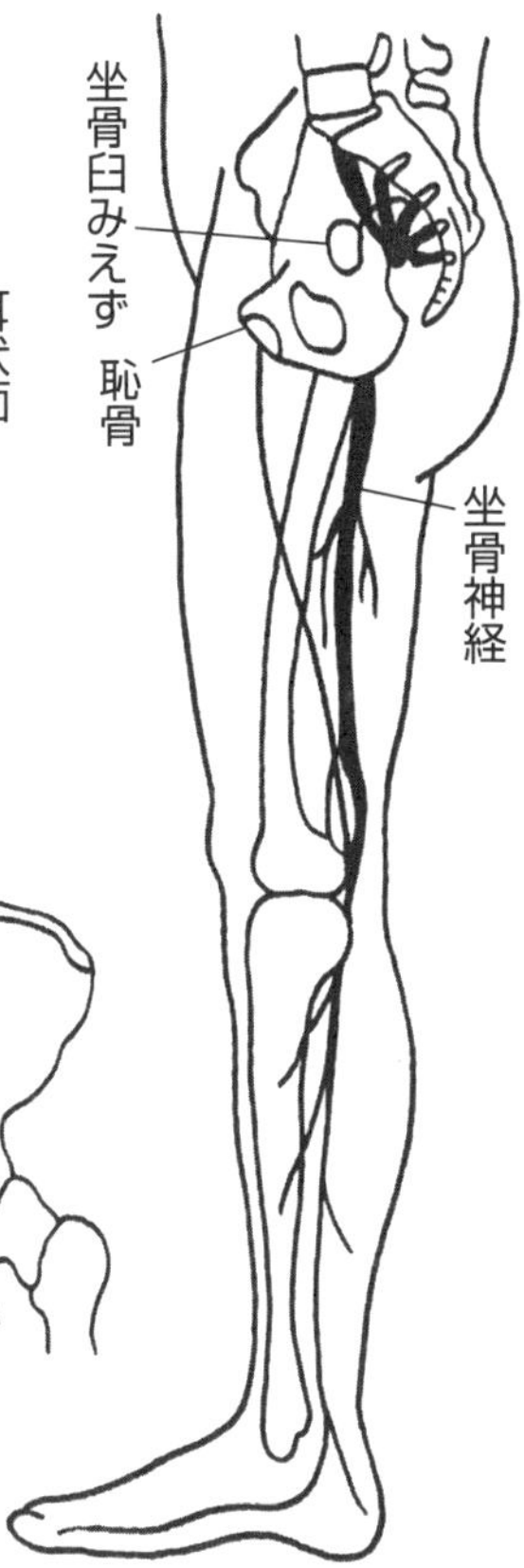

右側　下肢の神経（内側面）

●坐骨神経の経路

側の中央を大腿二頭筋におおわれて下る。

坐骨神経痛は腰椎5~仙骨2までがずれているからおこる。ずれた骨を直さないから、症状が消えない。治療回数の目安として三~一〇回と幅がある（71頁図参照）。

治療にあたっては、左右の寛骨（耳の形をしている）を立体的に視る。上下のずれ、左右のずれ、横から見ての回転ずれはどうなっているのかを視る。これによって仙腸関節を動かす方向（左の図で力の方向）を決める。しかし、**一般的におこなわれている整体師による仙腸関節の矯正法は、片手が肩に、もう一方の手やひじをでん部に当てて左右に腰をねじる方法であるから、どの骨が動くのかわからない**（42・43・74頁は矯正図参照）。

仙骨や尾骨のずれは、下腹部から足までの症状をもたらしているが、しかし、ほとんどの整体師は、その原因が仙骨や尾骨のずれによるものであることを認識していない（25・71頁の神経支配図参照）。

●家庭でできるぎっくり腰治療

①痛みがとれるまで安静にする。三日から五日くらいで痛みがなくなる。最初の三日は患部を冷やす。四日目ごろからは温めるのが一般的治療法である。

②手元に吸玉（バンキー・後述）があれば、腰部に瀉血《しゃけつ》療法（157頁参照）をする。瀉血

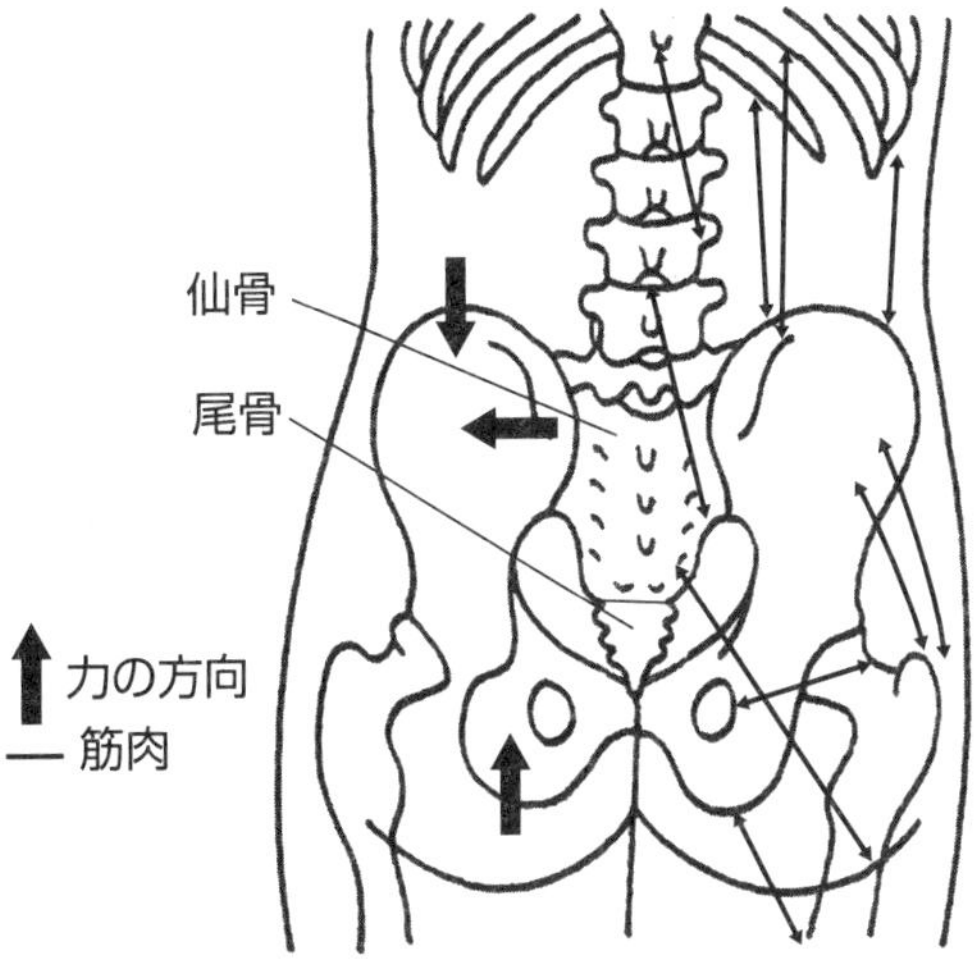

●骨盤後面図

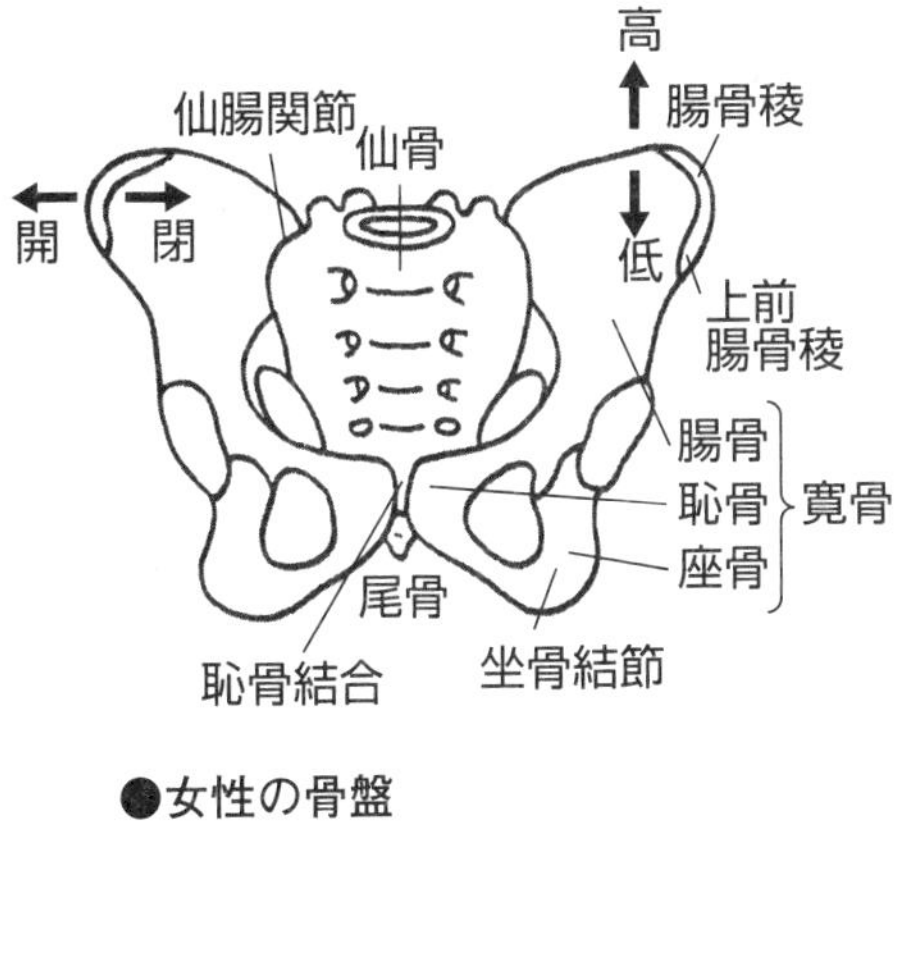

●女性の骨盤

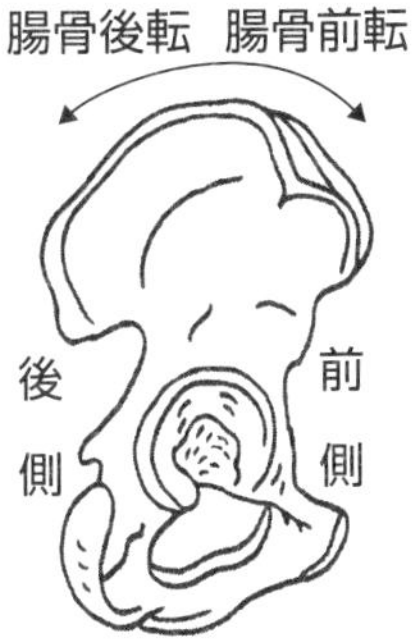

●骨盤右面図

●一般的な仙腸関節の矯正法

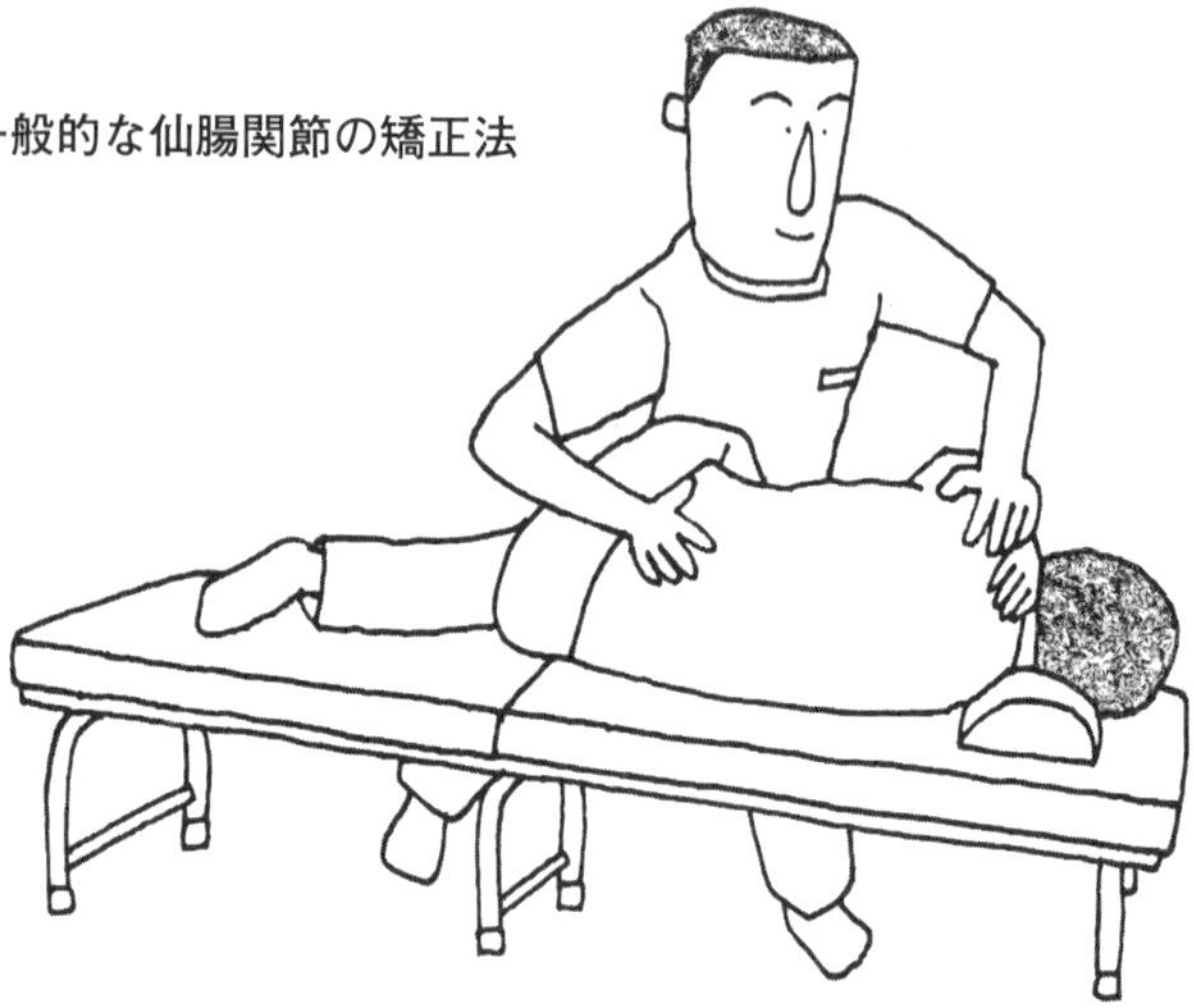

療法はぎっくり腰の当日でも腰部の痛みがその場で軽くなるが、治療法としては、医師法により他人にはできない。

③慢性化したものは真向法（150頁参照）とオイルマッサージ（133頁参照）を当分の間、毎日続ける。

●**腰痛の予備知識**

大腿神経痛は大腿の前面、側面に痛みとしびれ感が襲ってくる。腰椎2〜4のずれによる。

坐骨神経痛は坐骨神経に沿って、でん部（尻）、大腿の後側、下腿の後ろおよび外側にかけて痛みがある。腰痛をともなうこともある。**ひどくなるとしびれ**をともない、**最悪の場合にはマヒをおこす**。長期にわたると筋萎縮をおこす。

重い坐骨神経痛の場合は、足を引きずる（昼すぎになると、疲れてきて足を引きずる症例もある）、代償性わん曲が残る。下顎《かけい》、上部腰椎、胸椎8付近、腰椎4～5、仙骨1～2にわん曲したずれがみられる。生理的わん曲のカーブの頂点がずれてくる。

坐骨神経痛の症状が出るのは椎間板ヘルニア、腰椎すべり症、そのほかがある。全身性疾患の一症状としておこる場合としては糖尿病、アルコール中毒、急性感染症による症状である。内臓疾患による反射性腰痛として胆石・尿管結石などが原因の場合もある。

坐骨神経痛は糖尿病、痛風でおこることがあり、また子宮・前立腺の疾患、便秘、脊髄疾患、仙椎や骨盤の腫瘍などでおこることもある。

ある患者さんの場合、問診などをしてから、脊椎矯正をして整えたにもかかわらず、一〇メートルも歩かないうちに激痛が出た。再度脊椎を調べたが、直した位置からはずれていなかった。これはおかしいと思い、その足で整形に行ってもらったところ、ガンの転移（末期）であるという電話を受けた。このような例が、開業して一五年目に一件あった。

●腰痛治療を始めるにあたっての検査項目

（1）問診（検査）

・手を上げたとき、お辞儀をしたとき、斜め前のものをとろうとして前屈・後屈運動をしていて痛めたのか、急に立とうとして痛めたのかなどを聞く。
・足がしびれているかどうか、場所、時々か、常時か。
・足の指先に力が入るかどうかを聞いてテストをする。踵《かかと》歩行、つま先歩行の確認。
・咳《せき》、くしゃみで疼痛《とうつう》が増強するか。
・歩行中、歩く距離によって腰から足にかけて痛みが出るか、足がもたつくのか。坐骨神経痛を何回も経験しているか、医学的検査による脊柱管《せきちゅうかん》狭窄《きょうさく》症、そのほかなのか。
・排便、排尿障害が出ている。出ていれば、整体はせず、すぐに整形に行く。整体師の受け持ち範囲外である（脊髄損傷《せきずいそんしょう》・腫瘍など）。胸椎11〜12、腰椎2、仙骨2〜4。
・発熱をともなう腰痛。安静にしていても激しい痛みがある。この場合整体師の受け持ち範囲外である。
※「これはいつもの痛みとは違う、おかしい」と思うときは、先に医師の元に行くとよい。

(2) 腰の可動域、腰の静止時検査および症状の記録をとる

腰の可動域の検査記録をとる

・前後、左右回旋、側屈、斜め前の検査をおこなう。
・くの字腰痛に対しては、とても可動域検査はできない。

・激痛患者は腰の前屈、後屈、左右回旋はわずかである。踵《かかと》は閉じて足の親指は一五センチ開き、一五センチ前方に対して指先の位置を記録する（63頁図参照）

・普通の腰痛患者の場合は、前屈何センチで、どの部位に痛みが出たのか。また、治療後何センチになったかを共に記録する（改善　何センチ）。正確さを出すために整体のみでマッサージ・指圧はおこなわない。

・本人、施術者ともに確認がとれる。そのほか、後屈はどれくらいできるのか（後屈ゼロ・中・普通）を調べる。

・腰の左右回旋時の痛み（何度まで回旋したときに痛むのか記録する）

・治療前と治療後の可動域検査記録での変化をもって改善の度合いがわかる。

※腰痛でみえた患者を立位にて頭を下げさせて腰に痛みが出るかを聞く。痛みが出るなら、下顎《かけい》（首のこと）および上部胸椎のずれが多い。頚椎4〜5の異常（青地サイン）。また脊柱起立筋（最長筋＝脊髄神経の後枝、背骨のすぐ脇の筋肉）が非常にこっている場合は、首を前に倒すだけで坐骨神経が伸ばされるから、腰の痛みが強まる場合がある。

検査項目

・立ったままでズボンがはけない。それは十分腰が曲がらないからなのか、それとも、足がふらつくせいなのか。
・イスに腰掛けて、座って靴下が履けるかどうか。
・しゃがむ動作はできるか。踵《かかと》をきちんとつけてしゃがむとひっくり返ってしまうかどうか（和式トイレで不自由かどうか）。
・右足でしか階段を上がれない（大腿四頭筋などの筋力低下、大腿神経腰椎２～４）。
・足踏み、屈伸がスムーズにできるか。
・足の母指の筋力を視る（背屈力は腰椎４～５、底屈力は腰椎５と仙骨１）。

（3）腰の静止時の検査、問診

・腰の静止時（じっとしていても）の痛みがある・ない。
・寝ていても痛い。座っていても痛い。
・立つこともできないから、這うようにしてトイレへ行く。
・腰掛けていると腰が張ってくる（腰張り）。

※授業中、腰掛けて一五分もすると**腰が張ってくる**。そこで腰をもぞもぞさせ無意識のうちに体を動かして筋肉をゆるめている。誰にも教わることなく自分で運動・体操をしているのだ。何もしらない中学・高校の先生は落ち着きのない生徒と見るが、その生徒は「腰が悪い」ので動くのである。治療回数は五～八回ぐらいまででよい。

一椎一椎直す矯正法で症状をなくす。

●気づかないうちにかかっている腰張りのこわさ

車に長時間乗っていると腰が張ってくる人がいる。このような症状は背骨のずれが原因となる。「車にのる前に五分ぐらい体操をしてから乗るとよい。また三〇分したら腰が張ってくるから、車から降りて腰の運動をするとよい」とすすめる整体師がいる。

朝おきるときに腰が張っている人は、寝床の中で脚の運動をしたり、夜寝る前に腰の運動をしたりするが、背骨のずれを根本から直せば、このような運動によって、腰の筋肉を一時的にゆるめてくる必要はなくなる。うつ伏せでおこなう尻たたき（自分の踵を使って）をすすめる整体師がいるが、これも、**骨のずれを直せない指圧整体師**がいうことである。

中学生・高校生で椅子に腰掛けて一五分もしてくると腰が痛いとか、朝目覚めたら腰が痛い、腰が張っているという生徒がいる。このような体の不調がずっと続くと、自信喪失や物事に対して消極的になり、それ以後の人生に大きな影響を残すことになる。

いずれの場合も、症状は整体でとれるので、早い時期に本物の整体を知ることである。

コラム 犬の整体（腰痛など）

愛犬の歩き方の異変に気づいたら、足の裏をけがしていないかを調べる。それから犬猫病院へ行って診断をしてもらう。

腰痛（ヘルニア様、捻挫の後遺症など）といわれた場合、人間と同様、整体の受け持ち範囲である。

犬の整体は歩きにくい犬、足を引きずっている犬、三本足でいる犬などが対象で、腱、じん帯の損傷は適用外である。

犬の腰痛の場合は、胸椎13、腰椎1でおきることが多い。立ったとき前後の足幅が狭かったり、背中が異常に丸まっている。

正常な犬が歩くときは、胸椎13、腰椎1あたりを支点にして、腰を振りながら歩いている。

犬の脊椎《せきつい》　頸椎は7、胸椎は13、腰椎は7、仙椎は3、尾椎は11～23である。

犬の腰椎に対するツボも解剖学上、納得できる。頸椎7、胸椎1の近く、胸椎13

のすぐ横、仙骨2の横にある。

腰が痛ければ階段の上り下りを嫌うようになる、背中を触ると痛がる、などの場合は、椎骨のずれによることがある。

膝蓋骨《しつがいこつ》（おさら）脱臼、ずれは小型犬に多い。犬がフローリングですべって転んだり、ソファーなど高いところから飛び降りたりしたとき、腰痛、じん帯の損傷、捻挫、脱臼したりする。後ろ脚のお皿が内側（外側にずれることもある）にずれたため、痛くて足を引きずった状態になる。

小型犬はひざ関節の症状が出やすい。また、首の痛みのため、前足がO脚になっていたりする。犬の種類別、基本体形をみたうえで判断する。

頚椎・胸椎・腰椎ヘルニアがある。ヘルニアは中型犬がなりやすい（人間のヘルニア60頁参照）。頭をたれている、首が曲がったままの頚椎《けいつい》ヘルニア、頚椎捻挫もある。

筋肉の硬縮

寝ているときや歩いているときに突然足がつれたり、腰や背中が突っ張るときがある。つるとは、筋肉が縮んでいて伸びにくいからで、これが筋肉の硬縮である。

筋肉が硬縮すると激しい痛みが生じるが、なかにはこりを感じない筋肉の硬縮もある。
筋肉硬縮の原因には、つぎのようなものがある。
①ふくらはぎがつれる（こむら返り・足がつる）。
一般的に知られているもので、寝ているとき、歩いているとき、水泳などスポーツをしているときに激しい痛みに襲われる。これは腰椎5～仙骨2がずれて筋肉が硬縮するもので、脛骨《けいこつ》神経を刺激してふくらはぎに激しい痛みを伴う。
②でん部（尻の部分）が重い、痛い（腰痛）（71頁参照）。
③外反母趾による痛み。
短母指伸筋の硬縮が母趾（足の親指）を無理に引っ張り続けるために、しだいに中足基節関節が小指側に折れ曲がってくる。腰椎4～仙骨1のずれを直す。家庭では患部のオイルマッサージをするとよい。

●硬縮した筋肉をほぐすには

①単なる筋肉疲労の蓄積による筋肉硬縮の場合。
オイルマッサージ・リンパマッサージ・スポーツマッサージや軽い運動が適する。
②運動不足による筋肉の硬縮の場合。

他人にしてもらう運動と自分でおこなう筋肉運動がある。筋肉運動をおこなうことによって筋の伸び縮みが回復する。軽い筋肉運動をして、血液、リンパの流れをよくすれば、体の中に溜め込んでいた老廃物を体外に排泄させることができる。

●筋肉痛とストレッチ

筋肉痛の初期段階では、患部を冷シップして炎症を鎮《しず》める。その後は患部を温めて血行をよくする。

筋肉痛対策のポイントとして、運動後は温める。しかし、直後から痛み、張りを感じるときは冷やしたほうがよい。痛み始めたら冷やす、治りかけたら温める、といった温・冷のタイミングが重要である。

筋肉痛予防として、運動前のウォーム・アップ（準備運動）と運動後のクール・ダウン（整理体操）がよい。

ウォーム・アップ（準備運動）で、体を温めたあとにストレッチングをし、使う筋肉を伸ばしておく。

クール・ダウン（整理体操）では、軽いランニングのあとで再びストレッチングをし、激しい運動でこわばった筋肉を伸ばしておく。さらに、使った筋肉のマッサージをおこなうとよい。

ウォーム・アップとクール・ダウンをすれば、普段運動不足の人でも筋肉痛、筋肉の硬縮を抑えることができる。筋肉は縮むときよりも伸びるときに筋肉痛をおこすから、運動の前後にストレッチをして筋肉を徐々に伸ばしておくことが必要である。

ひどく硬縮して長期間を経た硬い伸び縮みの少ない筋肉は、引き伸ばすときとても痛い。そして急に強く引っ張ると腱が切れやすい。スポーツをやっているときによくおきるアキレス腱断裂は、筋肉がこのような状態のときに発症する。

●五十肩とストレッチ

整形、接骨院に毎日通っても、五十肩に対する効果はなかなか出てこない。アイロン体操とか円盤回しで、肩に関係した硬くこった筋肉を伸ばす（ストレッチング）のだが、あまり効果が出ない。それは、脊椎《せきつい》がずれることによって、支配筋肉が緊張を強いられているからである。骨のずれを直さないと痛い思いをしても、翌日にまたもとに戻っているようでは、努力のかいがない。五十肩の例をひとつとっても、「患者の症状をいかに早く、痛くなくとるのか」の研究心がまるでちがう（113頁五十肩参照）。

●筋肉の硬縮と脊椎のゆがみの関係

単なる筋肉疲労の蓄積による筋肉の硬縮の場合は、（オイル・リンパ・スポーツ）マッサージや軽い運動がよい。

五十肩のときは、まず骨のずれを直し、つぎにマッサージや軽い運動をおこなって、関節の硬縮をとる。

運動不足による筋肉の硬縮の場合は、ひじは軽い筋肉運動をして、血液、リンパの流れをよくすれば、体の中に溜め込んでいた老廃物を体外に排泄させることができる。

「体が硬い」ということは、筋肉が硬くなっている状態のことである。その状態を長期にわたって続けていると、骨をゆがませることになる。

筋肉が極度に緊張するとこりをつくり、筋が硬く縮んでしまう。筋肉のこりや縮みが進行すると、慢性のこりや硬縮となり、こった筋肉をかばった姿勢をとるようになる。不良姿勢を続けていると脊椎がゆがむという構図をつくる。つまり、こった筋肉（縮《ちぢ》まった筋肉）に引っ張られて、脊椎のひずみを引きおこし、脊椎がゆがむのだ。

脊椎にずれのある場合、単にこった筋肉をストレッチで引き伸ばせばよいのかということになるが、こった筋肉がすぐ正常値まで回復しない場合、あらたに椎骨をよりずらして帳尻合わせをすることがあるので、いい治療とはいえない。

また、**椎骨《ついこつ》につく筋肉は複数であるため**、手と足を引っ張って椎骨を動かそうとしても、ほかの椎骨もいっしょに動いてしまうので効果はない。つまり、骨のずれからくる電気信号による持続的な筋肉の緊張（硬縮）は、骨のずれを直接直すしかないということだ（口絵の骨と筋肉図参照）。

ストレッチは、運動の前後にすればそれなりの効果はある。しかし、椎骨に直接ついた筋肉のこりをとるには、正確性の問題や、ほかの骨への影響も考えられるので、ストレッチで効果を期待するのには無理がある。

コラム　リンパを正常に戻すための六つのステップ

①腸壁・腸粘膜が薄化し、破れるとたんぱく質が大きな塊《かたまり》で腸壁にとり込まれる。リンパを正常に働かせるために、腸壁・腸粘膜を丈夫にする（90頁参照）。
②リンパ液は、健康な状態にあるときは常にアルカリに保たれる。リンパの働きをよくするために、アルカリ性食品をとる。
③心配ごと、怒りは体液を酸性化するので避ける。
④ひまし油のシップでリンパ管の清掃をする。

⑤毒素の排泄口である肝臓・腎臓の働きを高める。
⑥整体による調整で交感神経系、脳・脊髄神経系の働きを協調させる。

アトピー・湿しん

胸椎3・4・6・9、頸椎3、腰椎（特に腰椎4）

アトピーのいちばんの原因は、腸壁の薄化現象にある。また、背骨のずれによりリンパの流れが悪くなるだけではなく、肝臓、腎臓も働きが弱くなる。

●症状を改善するには薄化現象を正常に戻し、皮膚や肝臓などから体内毒素を排泄し、リンパ系を活性化する

湿しんのあるところの皮膚は、リンパの流れが悪い。なぜならば自律神経はリンパ管と血管に絡みついていて、骨のずれによりリンパの働きを管理・コントロールしている自律神経中枢からの神経パルスが不十分になるため、リンパの流れが悪くなり、皮膚に障害が出るのである。

治療方法には整体、食養生、体内の浄化、ひまし油のシップなどがある。

整体治療は脊髄から脊髄神経が出ている部分の圧力をとる。それによって神経節での調和が

とれ、神経パルスが正常になる。これは、対症療法ではなく根本療法である。

また腹部へのひまし油シップはリンパの流れを良くする。

食事療法で体内が酸性に傾くのを修正するのもよい。

体内でアルカリ性にする食品はレタス、にんじん、セロリー、玉ねぎ、レモン、オレンジ、干しブドウなどがある。ちなみに体内で酸性にする食品は甘い菓子、チョコレート、でんぷんなどである。またストレスは体液を酸性にする。

運動中は血液中のカスを消費するので、体内で多少はアルカリ性物質をつくり出すことができる。

運動をしているときは交感神経が働いて心臓の働きが促進される一方、胃腸のほうは、ぜん動運動が抑制的に働くので、運動は食後二時間くらいたってからのほうよい。

子供の場合、「背中がかゆい、背中を掻《か》いて、掻いて」と親にせがむ。最後には疲れ果てて眠りにつく。親子ともども夜の睡眠が満足にとれないといった生活がずっと続く。

ところが、整体では短期間に三回くらいの治療でかゆみの度合いが変わっているのがわかる。それが整体のすごさである。その後の治療回数は、その人の食養生（スナック菓子、チョコレート、ケーキ…脂物などをとらない）、ストレス、過労などにより違ってくるが、夜はぐっすり眠れるようになり、かき傷の痕《あと》もきれいになっている。また「かゆい、かゆい」といっていたのがいわなくなっている。親は今まで薬を塗るだけで、ほかにどうすることもできなかったので「かゆい、かゆい」と聞かなくなっただけで「ほっ」とするものだ。

三日目あたりでは、三年間も使っていた塗り薬も使わなくなっている。

子供の場合、かゆみのため夜も眠れないので、成長ホルモンの出が悪く、成長も遅れがちになる。また、眠りが浅いため、疲労がとれにくい。

アトピーは熱いお風呂やサウナに入ると汗が出て一時的にかゆくなる。風呂を出て一時間ぐらいはかゆかった人も、週に一回の整体を二、三カ月続けると、かゆみの度合いが変わっているのが実感できる。

サウナに行った後、一時的に症状が強く出る人とかゆくならない人に分かれる。それは、今までためた毒素の質と量による。

また肝（胸椎8〜10）、腎臓（胸椎11〜12）、皮膚・肺（胸椎2〜6）からの毒素の排泄能力にもよる。

毒素を排泄する媒体として、水は非常に大切な役割を果たしている。意識的に水を少しずつ飲んで汗をかき、毒素を体内、皮膚から洗い流すとよい。早く毒素を抜くには週一〜二回ほどサウナに入り、そのあと整体を受けると肝・腎・肺の各臓器の働きを高めて排泄をより促進する。心臓疾患、高血圧などの人はサウナはさけたほうがよい。
家庭療法としては吸玉がよい（１５４頁参照）。

●腸壁が薄いときにさけたほうがよい食事

①動物性の脂（豚肉、牛肉、バター、チーズなど）、ピザ、てんぷら、揚げ物はよくない。
②豚肉、背の青い魚（サンマ、イワシ、サバなど）には、不飽和脂肪酸の含有量が多いため、少量に抑える。
③チョコレート、ココアおよび甘い菓子など。
④ポテトチプスは過酸化脂質を体内にとり入れていることを意味する。
⑤腸の働きをよくして、たんぱく質の異常発酵（腐敗）を防ぐ。
⑥貝類（ホタテ、カキ、ハマグリ）、甲殻類（エビ、カニ）。また、あくが強く体内毒素の元になるトマト、なす、ブロッコリー、カリフラワーなど。
⑦かゆみをおこす物質として、ヒスタミン、アセチルコリンなどがあり、湿しん、じん麻疹の際に分泌されて、かゆみを感じる。ヒスタミンを含有する食べ物として、サトイモ、やまいも、たけのこ、ほうれん草、なす、そばなどがある。
⑧ヒスタミン遊離作用を有する食べ物として、トマト、イチゴ、サバ、サケ、マグロ、タラ、

イカ、エビ、豚肉、チョコレート、アルコール飲料がある。ワインビネガー、穀物酢、香辛料なども避けるべき食品といえる。

また、**腸壁が薄いときは一回に食べる量を問題**としたほうがよい。食べて三日以内に症状が出なければ、それだけの量ならＯＫということになる。三日前に何を食べたか正確に思い出せないため、忘れないために写真を撮っておくとよい。

アトピー、乾癬、湿しんについては患者全員の症状がすべてとれるとはいえない。それは、食養生など本人の努力や生活環境にもよるからだ。氾濫する情報に振り回されてアトピーの治療をし、症状をさらにひどくしてしまう例を多数聞く。無駄な歳月と時間、大金を浪費しないように、早い時期にいいものに出会い、自分なりの正しい判断で答えを見つけられるようにしたいものである。

腸壁がただれて薄くなり傷がついていると、本来なら腸壁を通れないはずの大きなたんぱく質分子が白血球の中のリンパ球に容易に入ってしまう。

このため、たんぱく質が十分に消化吸収されないまま、白血球の中のリンパ系にのって皮膚に捨てられる。

リンパ液は腸壁や**パイエル板**（腸間膜リンパ節）、全身のリンパ節や胸腺、肝臓や腎臓を通過し、毒素や老廃物を、皮膚や粘膜を通して排泄し、体内を浄化する。

白血球の消化力が活発ならば、リンパ球がばい菌やアレルゲンを完全に消化してしまうので問題はない。

ところが未消化のまま皮膚や腸に排泄されてしまうと毒性が残る。これが刺激となってアトピーなど皮膚炎がおこるのである（131頁の「リンパの働きと免疫の正体」参照）。

そこでリンパの働きを活性化する**ひまし油**が有効になる。

ひまし油シップは、小腸のじゅう毛の働きを活発にし栄養素をとりこみ、リンパの働きを活発にするからだ。

ぜん息、アトピー性皮膚炎、花粉症などアレルギー性疾患の検査に血液検査がおこなわれるのはそのためである。

ただし、血液検査で数値プラス3が出ても症状が出ない人もいるので、一つの要因だけで症状が出るとはかぎらない。

花粉症に対して整体が有効かどうか、私にはまだ判断できない。

免疫系統は全身の防衛者でもあり、体の全細胞にとって、第一の排出経路なのである。

●リンパの生産場所について、ケイシーと西洋医学書の比較

ケイシーリーディングによれば、小腸のじゅう毛にある中心乳ビ管でリンパの二分の一が生産され、残りは肝臓でつくられるといっている。中心乳ビ管は、ひまし油シップに敏感に反応する部位でもある。さらに小腸の回腸部にある**パイエル板で特殊なリンパ球が生産され**、これが交感神経と脳・脊髄神経の接続調整の重要な働き（神経系の健康状態が維持される）をしているといわれている。リンパは**小腸、肝臓**でつくられる（１００頁参照）。

医学書では、リンパ系の生産場所は、脊髄、リンパ節、脾臓となっている。

脾臓は腹腔の左上部にある。脾臓の作用として、リンパ球の生産、免疫体の生産、赤血球・白血球の破壊、血液の貯蔵、細菌・異物の食作用があげられる。

肝臓の作用として胆汁の分泌、血漿たんぱくの合成・解毒作用、赤血球・白血球の破壊、血液の貯蔵があげられる。

白血球は骨髄、リンパ節で新生され、肝臓と脾臓で破壊される。

コラム　アトピーの重症患者さんにおすすめの医院

アトピーの重症患者さんは、高知県土佐清水市の足摺岬の根元にある土佐清水医院での治療をおすすめする。超短期（七～一〇日間）で満足がいくはずである。

この医院の丹羽靱負医師は謙虚に「改善される」という言葉を使われ、アレルギーについて学会やアレルギー専門誌で、つぎのように報告をされている。

「体内の活性酵素がアトピーの皮膚の脂と結合して過酸化脂質を作り、この過酸化脂質が、患者の角質の保護機能を奪うことが、アトピー患者の激増、および重症化につながる」

としている。つまりここでいっていることは、アトピーの原因となる活性酵素は環境汚染が生み出す窒素酸化物によりつくり出されるものなので、汚染のひどい所（東京、大阪、名古屋）では、窒素酸化物に接触する顔、手などの露出部分を中心にアトピーが発症するというのだ。環境汚染のひどい現状ではアトピー患者の激増、重症化は仕方のないことなのかもしれない。

またシックハウス症候群もアレルギー疾患の一種で、マイホームに移り住んだとたん、住宅から染み出てくる化学物質によって障害が出てくるという。

「アトピー患者の約二〇パーセントは精神的ストレス、食事アレルギー、脂肪食、ダニ・金属アレルギーなどの諸問題も考えないと改善できない」

と、丹羽先生はその著書で述べておられる。そのほかにもアトピーに関する著書が多数ある。

アトピーの人は、活性酵素が結合する相手役である不飽和脂肪酸が、健康な人と比べて血液中に異常に多く存在するので、不飽和脂肪酸をとる量を少なくするようにすればよい。

乾癬《かんせん》　胸椎6・7・9、頚椎3、腰椎（特に腰椎4）

乾癬はひじ、ひざなどのよくこすれるようなところに乾いた赤い皮疹ができ、銀白色のかさかさしたフケのようなもの（白い鱗状《りんじょう》の斑点）が付着し、軽いかゆみを伴う慢性の皮膚炎である。

腸壁の薄化が原因なので、まず胸椎6〜7のずれを直し、それから頚椎3を調整し、それから腸壁にかかわる骨を一椎一椎矯正する。胃は胸椎4〜7、小腸は胸椎9〜12、大腸は胸椎11〜腰椎4、仙骨2〜4である。特に頚椎3、胸椎9、腰椎4に注意を要する。そこがリンパの結集部だからだ。――ケイシーのリーディングよりそのほかに体液の循環を高める方法としてオイルマッサージがある。皮膚、粘膜系にはオリーブオイル、筋肉や関節にはピーナッツオイルがよい。免疫系、そのほかにはひまし油シップがよい。

便秘・切れ痔

仙骨の狂いは尾骨までずらすことになり、そのずれは、便秘、切れ痔のもとになる。当然、肛門周辺はいびつに引きつっていて、筋の硬直がみられる。

下部仙骨のずれは、尾骨までずらす要素となり、そのずれは、便秘、切れ痔のもとになる。当然、肛門周辺はいびつに引きつっているし、筋の硬直がある。

仙骨のずれ（主に仙骨2〜4）を整えれば肛門周辺の神経・筋肉系は正常になる。整体施術後二、三時間後には変化が出て、肛門周辺がいびつに引きつっているのをとることができる。

痔の施術（仙骨、尾骨に対して）をしただけで腰痛（腰重）、肛門部のうっ血が軽減する人もいる。便秘、切れ痔に対する整体の場合は、尾骨の変位を立体的に調べるとよい。そのとき了解を得てズボンの上より触診する。

ぜん息と気管支炎

ぜん息の人は一日中「ゴホン、ゴホン」と二連発で数多く咳《せき》をし、夜中でも咳き込んで目が覚めてしまう人もいる。電話中も話ができないし、相手の話し声が聞こえないという激しい咳を伴うものだ。

冬は風邪を引きやすく、風を引くと咳がひどく出て、苦しそうにゼイゼイ、ヒューヒューしてくる。咳が止まらず、気管支炎、ぜん息になっていく人もいる。

また、季節の変わり目や天候が不順なときもぜん息がおきやすい。寝床の中で発作がおきると、苦しいので座布団を抱えて前かがみに座ってがんばっているしかない。このような発作が整体で止まるのだ。

ぜん息発作がおこると非常な呼吸困難と、時には吐き気をともなう。背を丸めて連続して激しく咳き込む。その姿を見て、「背筋を伸ばして胸を張るとよい」という人がいるが、現実には五分としてそんな格好をしていられない。

ずれた脊椎では咳は出るし、背中・胸筋が張ってくる。一日中続くぜん息発作は、想像以上に苦しい。咳《せ》いて咳いて肺の中の空気がなくなるのにまだ咳きたい。そのため、一瞬にして空気を吸わなければならない。その繰り返しである。それが一日中続くので体力の消耗も激しい。頭では咳くのがわかるが、咳を止められないので、食事時でも咳いて吐き出してしまう。

ぜん息・気管支炎（タン・咳・呼吸困難）の人は、「あー、もうじき咳が出る」と自分でわかるのだが、咳くのを我慢していても、どうしようもなくなって咳をしてしまう。なんともつらい症状である。病院の薬や点滴で二割程度咳は少なくなるが、完全には咳が止まらない。薬で胃を荒らしたり、下痢をしたりして薬を一時中断する場合もある。

一日中咳が止まらない状態が五カ月も続くと、肋骨が疲労骨折をすることもある。これは胸腔内から外に向かって圧力がかかったものである。この圧力が瞬間的かつ強力に咳をした数だけ、肋骨に大きな力が加わるから、疲労骨折する少し前に、その部分がベコベコした感じが本人にはわかる。8〜10の肋骨骨折となれば8〜10を一カ月間バンドで固定しておくことになる。たえまない咳が、整体で一椎一椎矯正すれば一〇〇パーセント咳が止まってしまう。もちろん、みんなと同じ生活環境でも咳は出ない。

一椎一椎整体法は患者さんの脊椎全体のずれをとることであって、一部分、関係のあるところだけを直せばよいという考えでは完全に直すことはむずかしい。

ぜん息治療は整体で骨のずれを直せば、健康な人と同じ生活環境においても咳は出ない。治療回数は三〜四回以内で（初日のみ二回の場合もある）、その症状をとらなくては、**「骨のずれを視て直す整体師」**とはいえない。治療回数を四回以内にして、それを最後に五年以上再発しなければ、はじめて患者自身が「治った」と実感できるのだ。整体治療を開始して三日すぎても咳をしている場合は、一度病院で診てもらうことをおすすめする。ぜん息に関していえば、なによりもフルパワーの治療が必要である。

●医学的分類・検査、注意事項

アレルギーが原因と考えられる気管支ぜん息の症状に対して整体師は、アレルギーは要因であって脊椎のずれからくる神経の不調が原因とみる。

心臓病患者に見られる心臓性ぜん息、腎臓疾患者に見られる尿毒性ぜん息の場合もあり、肺炎、肺ガン、ハムスターなどの（動物）から人体に菌が入って咳くようになる場合もあるので、医者に診てもらう。数は少ないが、そのような場合は整体では効果がない。医者で診てもらってからのほうが整体の対象かどうかがわかるから、無駄な時間とお金をかけずにすむ。

咳をする三大原因と、それに対応する脊椎をみてみよう。

①頚椎2がずれると……喉《のど》にタンがからむ。いがらっぽい咳で、喉がむずがゆい。

②頚椎3〜5がずれると……横隔膜がけいれんする。しゃっくりの中枢でもある。

③胸椎2～4がずれると……肺、気管支が過敏な状態になる。
①②③の複合的な骨のずれが多い。また細かいずれ方をしている。
参考までに、
胸椎11～12がずれると……副腎、内分泌の状態が狂ってアレルギーをおこす。

胸椎8～10がずれると……**肝**、血液系に障害が出る。

胸椎9～12がずれると……**小腸**、リンパ系に障害が出る（93頁参照）。

硬くなった起立筋をほぐし、つぎに一椎一椎ずれた骨を直していく。肩甲骨の下に指が入るように上部僧帽筋は副神経と頚椎2～3、菱形筋は頚椎4～6の支配である。

骨の矯正は、適正な力でずれた骨だけを正しい方向に動かす。正常な位置にある脊椎などの骨は動かしてはならない。骨のずれを読みとれない整体師は、骨を全方向に動かす。そのため、骨の安定性をなくすばかりではなく、骨を複雑にずらす作業をしている。

足の神経痛・ひざ痛

ひざの痛みを訴える人の大半は、変形性ひざ関節症だといわれている。四〇歳以降の人に多い。はじめは、朝おきてひざを使い始めるときに、ひざが重い、つれる感じがあったりするが、日中はほとんど忘れている。そして夕方になると再びひざが重くなる。これが症状の始まりであり、少し進行すると、座って立ち上がるときにひざに痛みがくる。階段の昇り降りでは、降りるときに痛み（ひざの内側が多い）を強く感じることが多い。無理してひざを使うと、ひざに水が溜まる（関節炎症状としての関節水腫）。ひざの裏側がつれて歩きにくくなる。ひざを十分に伸ばしたり、曲げたり（正座ができない）できないようになる。整体の適応範囲であるなら、ひざ痛は即効でとれる。

人間は誰でも「ひざが痛い、腰が痛い」となった場合、ただそれだけで家から出て歩くなどの行動がおっくうになる。

股関節は周囲を厚い筋層に包まれているが、ひざ関節は長い下肢のほぼ中央にあり、周囲で防御する筋肉も少なく、そしてたいして太くないじん帯で構成されている。スポーツなどでは、ひざに大きく、そしてひねりが加わった速い動きを要求されるために、ひざの故障が多くなる。そのため、ひざのしくみや痛みの原因が骨からくるひざの痛みなのか、ひざ関節内のじん帯・半月板に問題があるのか、などを調べる。そのための検査法などの知識が、整体師に求められている。

でん部、足への皮膚や血行を支配する自律神経は腰椎1～仙椎5まで、筋肉を支配する脊髄神経は腰椎2～仙椎2までのずれを調べ、ひざのじん帯損傷、半月板損傷、関節ねずみなどは整体の適応外である。ずれていれば即直す。階段の上り下りで再確認させる。大半の方は一回目の治療で痛みが軽くなっている。

神経痛（坐骨・総腓骨・脛骨）、関節炎そのほかのしびれは、腰椎、仙骨のずれを直さなくては、たとえ一時的効果を求めることができても根治へ導くことは困難である。股関節、ひざ、足首の関節は立体的に視て、ずれていれば直す。

ひざが痛いときは、痛み止めで一時的に痛みがとれたとしても、痛みがとれたからといって無理にひざを使えば、つぎにもっと強い痛みがくる。それを繰り返していれば、関節を破壊（半月板、関節軟骨）することになる。

ひざに水が溜まって正座ができない場合やひざ周辺の筋肉が引っ張られていて正座ができない場合は、どちらも腰椎、仙骨のずれが主で、仙腸関節・ひざ自身のずれが従である。変形性のひざ関節症といわれているが、整体で直せば、一〇人中八人の人が四回から一〇回以内で症状はとれ、ひざは正常になる。データでは、七年以上再発はしていない。ひざに溜まっていた水は、再吸収される。関節液は滑膜から分泌され、また吸収されるものである。

参考までに、関節に水がたまった場合、注射針で抜くと、変形性膝関節症では黄色で透明の液である。関節リウマチなどでは、同じように黄色をしているがにごっている。

家庭療法としてオイルマッサージ、バンキーがよい。

家庭療法の範囲なのか整体で症状をすばやくとったほうがよいのかは、各自で判断するとよい。

肩こり

肩こりは、肩の筋肉が緊張して硬くなり硬縮している状態のことで、仕事などで精神的緊張が続くと知らないうちに肩に力が入り、肩の筋肉は緊張し、血管を圧迫するので血行が悪くなり、肩こりをつくる。

頭を前に下げた前かがみの仕事が長時間続くと、筋肉疲労してくる。また運動のしすぎで肩がこる場合もある。主に頚椎2～胸椎3のずれによって神経が不調になり筋肉の硬縮をつくり、肩がこる場合もある。

肩がこると頭痛がする、歯が浮く、血圧が上がる、目が疲れる、目の奥が痛くなる、眠れないなどの症状が出る。

肩こりが極限に達すると「こり」の感覚がなくなってしまうことがある。これは神経機能がマヒしてしまうからで、骨のずれを矯正し、筋肉をほぐせば肩周辺の筋肉の緊張がほぐれて再びこりを感じるようになる。さらに治療を続ければ肩こりやそのほかの症状も同時にとれてくる。

慢性化させてしまった肩の筋肉の硬縮に対しては指圧もよいが、手のしびれ（知覚神経支配）などの症状が出ていれば、一椎一椎ずれをとる整体で調整したほうがよい。

●「右肩が痛い」患者さんの治療過程

「右肩が痛い」といって見えた三〇代前半の女性の患者さんは、整形外科で「頚肩腕症候群《けいけんわんしょうこうぐん》」と診断され、二週間通院したが変化が見られず、当院にこられた。

その患者さんの例をとって、治療の過程を記述する。

1、問診

当院では、「痛い」といって見えた患者さんを、痛み、突っ張りが出始める位置、角度などの可動域検査をする。しびれがあるのか、ないのか。あればその場所をカルテに記入する。

三年前から時々、右指1、2指が少ししびれるといわれたため、手足の運動神経が鈍くないかを調べるため筋力テスト、手指屈伸テストをして検査をした。

2、検査

①肩の検査

右肩の検査

・前方挙上一〇〇度まで、側方挙上七〇度まで、他は正常域。

左肩（反対側も検査する）は、正常かどうかも調べる。

・左肩も異常。

・前方挙上一六〇度まで、側方挙上で違和感あり。

＊肩の症状でも首の検査をする。また首の症状でも肩の検査をする。

②首の検査（八方向）および治療ポイント

右回旋六〇度、左回旋三〇度、圧迫、けん引で痛みあり。

・前屈異常（頸椎6より上のずれが主、頸椎7〜胸椎2が従）

●検査図

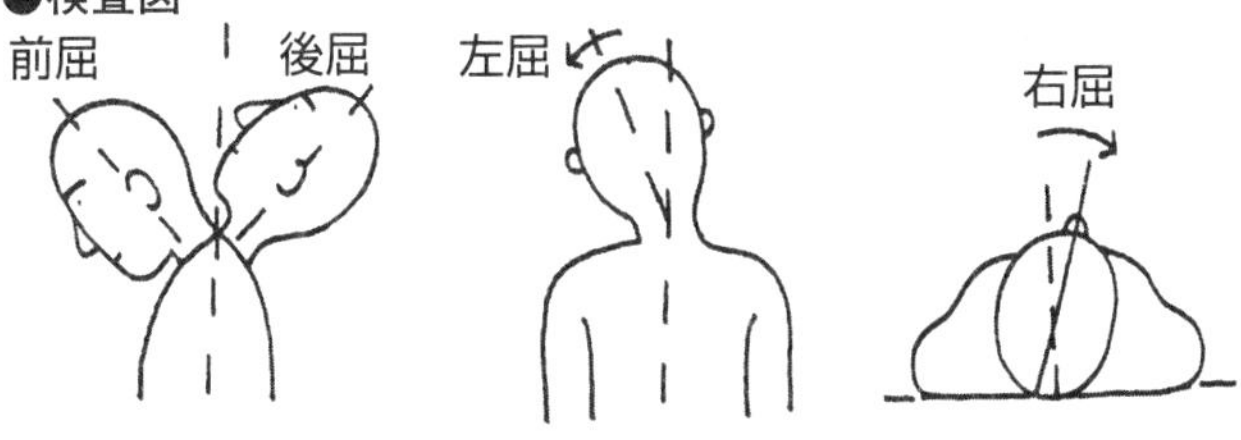

左右回旋、前後屈すべてに異常がある人の場合の症状のとれ具合は、
左右回旋がとれ、次に前屈がとれ、最後に後屈異常がとれる場合が多い。

・後屈異常（胸椎3～5、頚椎5～6のずれ）。
・左右回旋異常（頚椎6～胸椎3のずれ）。
・左右側屈（頚椎2～3のずれが主、肩関節、上腕骨骨頭）。
・頚垂直牽引で痛み：有・無
・頚垂直圧迫で痛み：有・無
＊経験上、ここが主で、ほかの椎骨は従である。

この患者さんのずれている骨を正確に直すことが重要である。それには、
①あくまでも一椎一椎の矯正をする。
②動かす椎骨に直接力が加わっているか。これは何よりも患者さん自身がわかることである。
③矯正法は、他の筋肉（起始、停止）に対して、負荷がかからない方法を用いる。そうすれば、目的以外の骨をずらすことがない矯正法となる。

左右回旋、前後屈すべてに首の異常がある人の場合の症状のとれ具合は、左右回旋がとれ、つぎに前屈がとれ、最後に後屈異常がとれる場合が多い。

腰痛の場合のとれ具合も同じく最後に後屈がとれる場合が多い。後屈のみの症状ならば、ほ

ぼ一回でとれる。

患者さんが「右肩が痛い」といわれただけなのに、検査をしてみるとこんなにもたくさんの症状がでてきた。これは関節可動域に異常があるからで、これが一椎一椎の矯正でとれてしまのだ。

患者さんが症状を訴えたなら、ほかに症状はないのか、整体師側から積極的に問診・検査をすることが必要である。

また患者自身も「この動作をすると痛い、違和感を感じる」など、積極的に自分の症状を施術者にいったほうがよい。なぜならば、**症状の多い人ほど治療回数は増える**ので、整体師側の治療回数の目安にもなる。数ある症例の一つだけを整体師にいっても、必ずしも、最初にその症例がとれるわけではない。

医者から頚肩腕症候群という病名を告げられるよりも、患者さんが訴えている「肩が痛い、可動域が少ない」などの症状をとり除いてあげたほうが患者さんから喜ばれる。

3、視診……座位における後姿

この患者さんは、頚（首）右斜め前に傾いていた。肩甲骨の左右のバランスを視る。肩甲骨自体を動かし矯正することはない。そこについている筋肉がどの椎骨《ついこつ》に影響を与えるのかがわかるからだ。腕をひっぱる方法も使わない。

・治療方針

使える矯正法（座位・側臥位・仰臥位・伏臥位）。

①母指、2指のしびれは頚椎5〜7のずれを最初に視る。

②触診・矯正法。

③上頚椎の矯正法はベッドで仰臥位・伏臥位・座位の姿勢でする。

④中・下頚・胸椎は、伏臥位・座位にて触診後、すぐ矯正する。

●整体における治療成果の判定

治療の後、患者の訴える症状が軽減されれば、治療効果を確認する最良の方法であるが、常にそういう効果を得ることができるとは限らない。そこで治療効果を確認し、予後を知る方法として、

①ずれた椎骨が、触診でわずかながら減少しているのが確認できれば、症状の変化はなくとも、治療師側では、治療効果が上がっていると判断できる。

・整体は「骨のずれを視て（触れて確認、触診）即、矯正・確認ができる」が、触れて確認

および矯正後の確認をしているところは少ない。整体師の基礎的なことである。

・左右の骨のずれに対して、平行移動、ずれた骨が動いたか、動かなかったかを確認する。

　実際これをしているところは実に少ない。

痛みやしびれは、私達の体の不調に気づくきっかけをつくっている。体は「何とかしてくれ」と危険信号を発している。

痛みやしびれを感じたら、どこに原因があるかを早めに調べ、それに対しての治療をおすすめする。

②可動域の改善は、患者・施術者ともに確認できる。

毎回、痛みの出始め、突っ張りの位置を確認し記録する。そのことは、治療の現場で簡単に確かめられ、治っていく過程が確認できる。

	治療前	治療後
頸《くび》	右回旋三〇度	四五度に改善
肩	前方挙上一三五度	一六〇度に改善
腰	前屈プラス二〇センチ	プラス五センチに改善（１０５頁の図参照）

③患者の症状が、指圧、肘圧などでその場で軽減しても、椎骨の動きに変化がなければ効果

は一時的であることが多い。しばらくすると痛みが戻ってきてしまい、その繰り返しである。

指圧を受ければ体が一時的に楽になる。楽になるから治っていると錯覚する。整体で症状をとる技術がないところでは、整体という看板で指圧をしているところがたいへん多いのもうなずける。

上部頸椎の異常および脳神経疾患

●首が回らない・寝違い・むち打ち

左回旋四五度で「左首筋に突っ張り」がある。

右回旋三〇度までしか向けないのに「痛み、突っ張りはない」。

可動域の少ないほうが「なんともない」とか「症状はない」という人が多いが、これは関節をロックし、筋硬縮の状態であるからだ。

この場合、骨のずれを直すポイントは**頸椎2〜胸椎7**で、このことがわかっていても、実際に骨のずれた方向が読みとれなければ治療効果はあがらない。

骨のずれの読みとりなくして、短期に肩の激痛、指先のしびれの症状はとれない。

治療ポイントは頸椎、胸椎のずれを直すうえで、再確認するぐらいに考えたほうがよい。つまり、一椎一椎正確にずれを直していけば、個々の症状にあまりとらわれなくても、症状は順次とれているのである。

一回目の治療後、二四時間は、つぎのことをしないように注意を要する。

・洗濯物を干すとき、神棚に手をやるときなどのように、高いところを見上げないこと。

・頭を極端に下げて髪を洗わないこと。

・むち打ちの症状

上位頸椎《けいつい》の損傷では大後頭神経支配領域（頭髪部）の放散痛および神経の圧痛の症状がある。

下位頸椎の損傷では頸（首）から肩にかけて放散痛、しびれ感、上肢の筋力低下、筋萎縮、運動知覚障害などの症状がある。

どちらも骨のずれを直せば、その症状はとれる。

●めまい

・自律神経失調症によるもの

耳鳴り・難聴（頚椎1～4）　吐き気、めまい（頚椎4～胸椎1）　目のかすみ・複視（頚椎2～3）、疲れやすい、立ちくらみなどを訴える場合は、いずれも頚椎のずれを視る。

・メニエール氏病によるもの

発作的にめまい（頚椎4～胸椎1）、耳鳴り・難聴（頚椎1～4）がおこる。

腕神経とめまいの関係はどちらも頚椎4～胸椎1のずれによるもので、腕の運動障害、神経痛などの症状がある。

頚椎2～胸椎7を整えれば、頚椎捻挫、不眠症、神経衰弱（頚椎2～胸椎1）が同時にとれるわけである。

●かすれ声（嗄声《させい》）

声帯の筋を支配する反回神経（頚椎5～6）のマヒ、風邪による炎症で声帯が腫れた、食道（肺・甲状腺）ガンなどの腫瘍による場合もある。

●貧血

十二指腸は養分を吸収するところである。十二指腸の働きを正常に戻してやることで貧血症状はとれる。この場合、胸椎11～12　腰椎1～3のずれを視る。特に腰椎2は重要である。

郵 便 は が き

恐縮ですが
切手を貼っ
てお出しく
ださい

160-0004

東京都新宿区
四谷4－28－20－702

(株) たま出版

ご愛読者カード係行

書 名				
お買上 書店名	都道 府県 市区 郡 書店			
ふりがな お名前			大正 昭和 平成 年生 歳	
ふりがな ご住所	□□□-□□□□		性別 男・女	
お電話 番 号	(ブックサービスの際、必要)	Eメール		
お買い求めの動機 1. 書店店頭で見て 2. 小社の目録を見て 3. 人にすすめられて 4. 新聞広告、雑誌記事、書評を見て(新聞、雑誌名)				
上の質問に 1. と答えられた方の直接的な動機 1. タイトルにひかれた 2. 著者 3. 目次 4. カバーデザイン 5. 帯 6. その他				
ご講読新聞 新聞	ご講読雑誌			

たま出版の本をお買い求めいただきありがとうございます。
この愛読者カードは今後の小社出版の企画およびイベント等の資料として役立たせていただきます。

本書についてのご意見、ご感想をお聞かせ下さい。

① 内容について

② カバー、タイトル、編集について

今後、出版する上でとりあげてほしいテーマを挙げて下さい。

最近読んでおもしろかった本をお聞かせ下さい。

小社の目録や新刊情報はhttp://www.tamabook.comに出ていますが、コンピュータを使っていないので目録を　希望する　いらない

お客様の研究成果やお考えを出版してみたいというお気持ちはありますか。
ある　ない　内容・テーマ（　　　）

「ある」場合、小社の担当者から出版のご案内が必要ですか。
希望する　希望しない

ご協力ありがとうございました。

〈ブックサービスのご案内〉

小社書籍の直接販売を料金着払いの宅急便サービスにて承っております。ご購入希望がございましたら下の欄に書名と冊数をお書きの上ご返送下さい。（送料１回210円）

ご注文書名	冊数	ご注文書名	冊数
	冊		冊
	冊		冊

五十肩

五十肩の症状は、ひじを曲げなければ万歳ができない、手・腕が十分上がらない、肩が痛い、口までしか腕が上がらない、頭髪が十分とけない、腰の後ろで帯が結べない、夜中に肩に激痛がくるなどさまざまで、これらはすでに慢性化しているといってよい。

治療経過は、最初の三回までで夜間の激痛がとれ、しかも可動域は改善中である。

可動域が正常になるまでの回数は、普通（一〇人中八人以上の人が治ったという場合）は治療開始から一〇回以内ですむ。

五十肩の施術は短期集中型の施術が効果的で、予後はいたって良好である。

五十肩の治療では、頚（首）だけではなく、胸椎や腰椎のずれを直す必要がある。

まず、頚椎2～胸椎2のずれを直す。肩甲骨の内側のこりおよび肩に関連した筋肉をほぐせばよい。

五十肩（肩関節周囲炎）は、アイロン体操、ストレッチなどで毎日痛い思いをして筋肉を伸ばしても、翌日には元に戻っている。なぜなら、それは、「骨のずれからくる電気信号による持続的な筋肉の緊張」があるからである。骨のずれを主に、筋肉をゆるめることを従にする。

夜間痛む肩であっても、肩の可動域範囲が正常になるまでの回数は約一〇回以内である。

●五十肩における関連事項

頚椎5がずれると多方面の筋肉に影響を与えてしまうので、正確に骨のずれを直さなければ筋肉はゆるんでこないし、症状もよくならない。

五十肩痛でよくやるアイロン体操・抵抗運動で筋肉を三〇分間ほぐしても、翌日には体操する前の状態に戻っている。骨がずれていることによって筋肉が硬直する度合いはそれほど強いのである。これでは効果の持続性がない。

心臓疾患系の初期のサインとして左上肢痛（左肩の痛み）、肩こり、背面痛、胃の痛みや胸の痛み、吐き気がある。

胆石による疝痛《せんつう》が右肩甲部に関連痛を生じたり、胃痛として感じられたりすることがある（右肩甲部痛）。また、炎症などで横隔膜《おうかくまく》下面の腹膜が刺激されると横隔神経（頚椎《けいつい》3～5）が痛みを伝え、その支配領域の肩などに関連痛をおこす。

胆石なら腹痛や背部痛で体を丸めている。胆石でも尿管結石でも、結石が移動するときの痛みは、まさに七転八倒の激痛である。私自身まだ、経験していないからその痛みはわからない。レントゲン、超音波検査でわかる。

・五十肩になると各部の筋肉やじん帯が硬化する。
・五十肩に関係する筋肉では、筋硬縮に対してこり感がない。だが、筋硬縮（硬縮している筋肉に痛み、重い、つれる、しびれる、冷たいなどの症状がある）が、ひどくなると、激しい痛みを感じるようになる。特に夜間に運動痛や肩に激痛が走る。こりを感じているのは、肩と背中の部分だけである。
・こわばった硬い筋肉をいっきに伸ばしきってしまった場合の例として、アキレス腱断裂、一部断裂がある。

筋肉がつれていると、激しい痛みがあり、よく「痛い、痛い」と口に出すようになる。腰痛でも同じである。

五十肩など筋肉がひどく硬縮して長期間たつと、突っ張りを引き伸ばすときはとても痛い。硬縮した筋肉を改善するには、筋肉をほぐし、骨のずれを直す。筋肉を硬縮させている原因をとらなければ、片手落ちである。

前方挙上九〇度まで、側方七〇度まで、後方は母指が尾骨までしかいかない。夜間に「肩に激痛がある」と訴える患者さんの症状が、一〇回以内ですべてとれてしまう。これは事実そうなるのである。

柔軟な筋肉、瞬発力のある筋肉は健康である。つまり、力を入れたときは硬い筋肉であり、力を抜いたときはだらりとした筋肉がよい筋肉である。

伸びきった、あるいは縮んだ状態の伸びのない硬い筋肉、または、だらりと弛緩《しかん》した筋肉、ぶよぶよの筋肉は病的である。ぶよぶよした背中の筋肉は、三回の治療で正常になる。

●交通事故における症状（車対自転車、バイク）

首の症状としては110〜111頁の「むち打ちの項」参照のこと。

交通事故などにおける病院での検査および治療経過として、「骨には骨折、ヒビなどの異常なし。痛みはあるが単なる打撲、挫傷で全治X日」と診断されることが多い。

X日たつころになると首の痛みは確かに軽くはなってくるが、鈍痛とか首が疲れる、肩が張るなどの症状に変わってくる。それは、整体師の目から見ると、骨のずれが原因で筋肉の支配神経を緊張させて間違った指令をしているためである。

顔を左右に向けられるようにはなったが、可動域が少ないとか、うつむいた事務仕事をすると首筋がすぐ張ってくるなど、事故をやる前はなかった症状が出るようになった。

腰の症状としては60頁の腰痛参照のこと。

X日たつころになると腰の痛みは確かに軽くはなってくるが、腰の鈍痛とか腰が疲れる、座っているとすぐに腰が張るなど、事故をやる前にはなかったつらい症状が出てくる。どちらも頚、腰の骨のずれを中心に脊椎がずれたことによって筋肉が張るようになってしまったのが原因である。

アメリカなどでは、骨のずれが病気、またはいろいろな症状を引きおこすことを認め、国（各州）が認めたカイロドクター（骨のずれを直す医師）がいる。

事故などで物理的力によって脊椎がずれたときは、事故をやる前の健康体よりも元気で、肉体も柔軟に持っていけるようにするのが、整体師の腕の見せ所である。一回一回の治療効果が目に見えてわかるのが整体だ。

事故によって疲れやすい体になったり、痛みがとれない体になってしまったのに、整体を受けることによって、それらの苦しみから解放されるのだ。だから、たとえ病院で「これ以上症状はとれない」といわれても、あきらめてはいけない。

疲れやすい体とか痛みがとれない体では、人生を積極的に生きることはとうていできない。言い換えれば、不慮の事故によってこれからの人生が変わってしまうのだ。病院通いで症状がとれない場合は、早めに整体にかかることをおすすめする。

整体の治療には医学的かつ科学的根拠があり、その場で症状が変わり、かつ効果の点で持続性があるのだから、これより確かなことはない。

数ある健康法のなかから、健康に最大効果をもたらすものを選び出し、実行に移していけばいいのだ。知らないということは、命や健康に関していえば、時として人生のなかでとり返しのつかないことを引きおこすこともある。交通事故による首、腰などの症状、**脳挫傷**による半身不随（176頁脳卒中参照）になった場合の、本物の確かな情報があるかないかで、これからの人生が大きく変わってくる。

四〇代からの体の変化

四〇歳以降、精神障害をおこす人も多くなる。また、肩の痛みや腰痛に悩む人が増える。四〇代後半から五〇代にかけて、体力が急速に衰えて、なにかと体調を崩しやすい。そのため、この時期を男の更年期という。

五〇歳前後の女性にとって「更年期障害」は避けてとおることのできない出来事である。更年期障害の症状としては、のぼせ、めまい、動悸、頭痛、急に顔だけに出る発汗、肩こり、不眠、疲れやすい（倦怠感）、精神的症状としては不安、憂鬱《ゆううつ》などがある。

四二歳は男の大厄である。肉体的な衰えと精神的な疲労、ストレスが多くなる。四〇代半ばから一般的に老眼が始まり、新聞などの活字が見えにくくなってくる。

四〇代後半になると老化現象としてシミ、視力低下（老眼が始まる）、性欲機能低下・閉経（平均四九歳）がおこる。また、新しいことを覚える意欲低下、新しいことが覚えられない、思い出すのに時間がかかるようになる。その他、少し運動をすると、動悸や息切れを感じるようになり、無理が利かなくなる年代層である。

四〇代後半になると気力、体力が今までと違って衰えが実感としてわかるようになる。仕事面で無理をして体を壊しやすく、病気にかかりやすくなる。それと同時に四〇代後半は、精神面での影響も見逃せない。うつ病、自律神経失調症など神経的な症状が出やすい年齢層である。

四七歳の厄は女性の更年期障害がある。更年期は人によって相違はあるが、およそ四六歳から五二歳の間で、通常六カ月から三年間くらい持続する。更年期の症状は月経閉止（平均して四八歳）より前におとずれる。生理不順、そのほか全身的な変化としては、皮下脂肪が減少し、体つきに丸みがなくなり、女性的曲線が消失する。また抜け毛が多くなり、皮膚は弾力と張りがなくなり、皮膚にしわができる。

閉経といっても完全に出血が止まってしまうのではなく、その後もしばらく卵巣機能失調などによる不規則な出血をおこしたりしながらついに閉止する。

女性の場合の更年期はエステロゲン（卵胞ホルモン）などのホルモンが、消失してしまう時期であり、その前後に自律神経失調障害がおこることがある。一椎一椎整体治療をすることによって早くその症状をとることができる。

初老期の六〇歳（還暦《かんれき》）代にガン、高血圧、動脈硬化、前立腺肥大（泌尿器系）、子宮筋腫、心臓病（循環器系）、脳卒中などの病気が多発してくる。定期的に検診を受けるとよい。顔や手や背には特有のしみができて、それがだんだん広がっていく。

七〇代に入ると、背中がだいぶ曲がり、腰の反り（腰椎前弯）がなくなり、ひざが完全に伸びなくなる人が多くなる。定期的に早めにオイルマッサージなどで背中の筋肉と背骨の手入れをするとよい。足腰がだいぶ弱くなってきているので、意識的に足腰を使う。軽い労働を自分のペースでおこなうとよい。手足を使えば頭も使うことになり、ボケ防止にもなる。難聴が現れるのはこの年代である。

七五歳前後から七七歳の喜寿《きじゅ》を境として機能低下による糖代謝障害が多くなる。

八八歳の米寿《べいじゅ》の年代になると、老人性痴呆症が多くなる。八〇歳をすぎるといよいよ体も利かなくなり、気力もなくなってくる。そうなると、何もする気がなくなり、ますます頭がボケ始める。体を手入れして体力・気力を維持しつつ頭を使い、自分の行動範囲を現状維持していくように心がける。年をとったらよく眠ること。深い睡眠は体の疲れをとり、また脳の休息にもなる。夜中に二度もトイレに立っていては睡眠が浅く、睡眠が浅ければ体の疲れもとれない。睡眠不足では脳の働きも悪い。腎の疲労もあるので体を温めて寝る。ふだんから体は温めておくよう心がける。体の中も冷やさないように心がけ、冷たいものはあまりとらない。

九九歳の白寿《はくじゅ》から百歳まで健康に暮らして子供として再出発するのが、人生にとって理想的な姿といえるのではないだろうか。

四〇代後半からは病院でも相手にしてくれないさまざまな不定愁訴が出てくる。多くの患者さんは病院の何科を訪ねればいいのかわからず、また病院からも「老人性のもので手だてがない」といわれてしまえば、そのまま放っておくことになる。それを放っておけば事態はさらに悪化することになる。

歳をとるにしたがい、体はどんどん機能低下していく。ガタがきて、体力がなくなる。細胞などの老化はどうしてもさけられないが、体の発している危険信号などをキャッチして体を手入れすれば、老化のスピードはかなり抑えられるはずである。

整体師は脊椎全体を視て、ずれているところがあれば一椎一椎矯正し、その上すべての骨を正常に直すので、体全体の調子がよくなり、元気になる。そして長年忘れていた心身の心地よさ、真の健康を再び味わうことができるのだ。

●治療間隔（共通事項）

症状のたくさんでている人・慢性化した人は、最初から二週間に一度の治療では治らない。同じ一〇回治療するのでも、集中して間隔を詰めてするのと、二週間も間隔があいたのでは、まったく治り方が違う。つまり、一度治療すると三日から七日間は楽である。しかし、二週間後に見えたときははじめの症状が出てしまっている。治療の出足三回までを集中しておこなうことが特に大切である。

一、二回の治療で腰痛の症状が消えた方に、あと一、二回ほど間隔をあけて治療をしておいたほうがよいといってもみえず、一年半後に腰重でみえる方がいる。慢性化した人の場合は、「最後の治療の詰めが甘い」のが、本人にはわからない。

本人が「すっかり治った」と思えるところまで直っていても、整体師から見れば、最後の詰めが甘いため、すっかり直っていれば五年以上は来なくていいのに、再発してしまう人がいる。

矯正が正確におこなわれていると、筋肉がゆるむ（ぜん息、五十肩など例外的に筋肉をほぐすことはある）。それによって、神経の働きが正常になり、血液・リンパの循環がよくなり健康体になる。当然本人の訴えていた症状はとれているだけではなく、本人の期待していた以上の効果がある。

一椎一椎の矯正は「どの骨を動かしたか、受け手である患者にわかる矯正法」である。それに対し、「骨がすぐに戻ってしまう」といわれる整体院は、はじめから骨を直してはいない可能性がある。なぜなら、それは、手足を持って引っ張る（帳尻合わせ法でどれかの骨を動かす）、手足を持って肩・股関節をまわす、そのほか筋肉をゆるめただけだからだ。

　肩の痛み・腰痛では一、二回の治療で痛みのとれ具合がわかる。または完全に痛みが消えるが、長年症状をかかえていて体が鈍っていたりすると一、二回の治療では、効果の手ごたえを実感できないことがある。病歴によって個人差があるのは仕方がない。患者さん三人のうち、二人は即効で楽になっているのが現状の整体である。

コラム　小水（小便）の色・におい

小水の色、臭《にお》いの変化で病気にいち早く気づくことができる。

たくさん汗をかいたあと、朝一番の小水の色は、淡い黄色ではなく濃い黄色をしているが、これは心配ない。

　年寄りになると排尿時間が長くなる。若いときのように勢いよく出ない。さらに進むと尿を出した後も残った感じがする。男性の前立腺肥大症は夜中に二回、あるいはもっと頻繁に排尿におきねばならない。

治療のあとはよく眠ることができ、はじめての小水が濃い黄色をしている。それは、治療によって細胞の中からの老廃物を回収したからで、臭いもきつい小水が出る。

●第一章の終わりにあたり

第一章に出てきた内容の一部に関しては、私が「指圧・整体学会」「日本指圧師会研修会（東京および大阪会場にて）」「長生医学会（東海支部にて）」その他で発表したものに、加筆および削除をしてあります。

削除個所の一例として整形外科的な検査を意識的に省いてあります。

国家資格をもった指圧師でさえも、整体の道に入ってくるのは、非常に少数なのです。なぜなら、整形外科学的な勉強のみならず、よい指導者につかなければ、骨を直すよりも壊してしまう（じん帯・筋肉を伸ばして骨の安定力を失うことを含めて）ことがわかっているからです。誰でもちょっと見てきただけで、安易に「人の体を治せるものではない」「広告どおりに症状がとれているところは非常に少ない」と知るべしです。

なお医学的専門用語のところは一部、世間で一般的に使われる言葉に直したところがあります。

第二章

家庭でできる自然療法

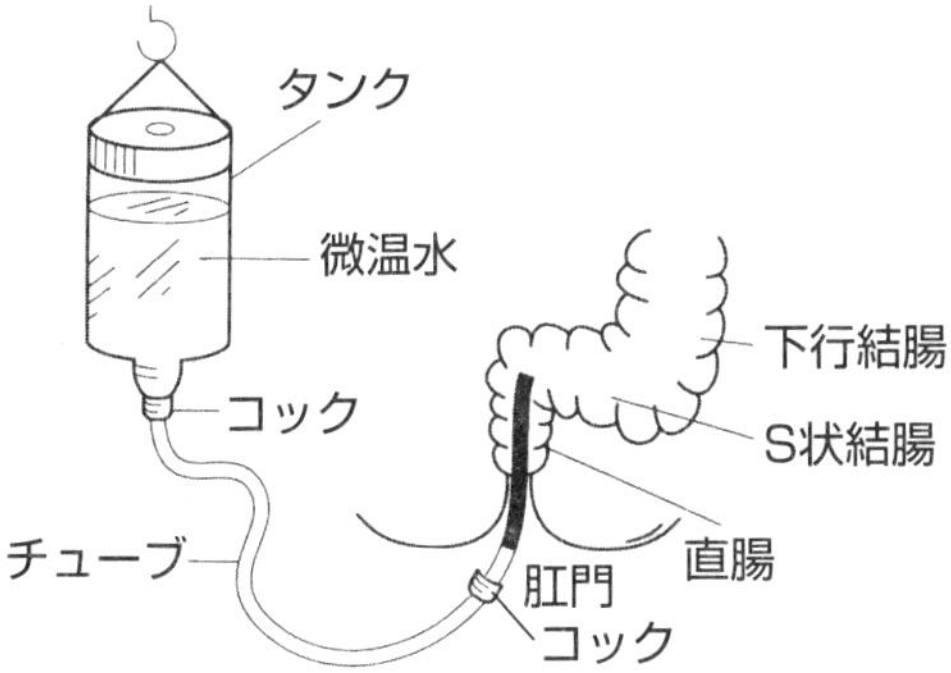

●家庭でのコロニクスのやり方
肛門出口から7cm以下しか体内に入れない。
（腸を傷つけないため）

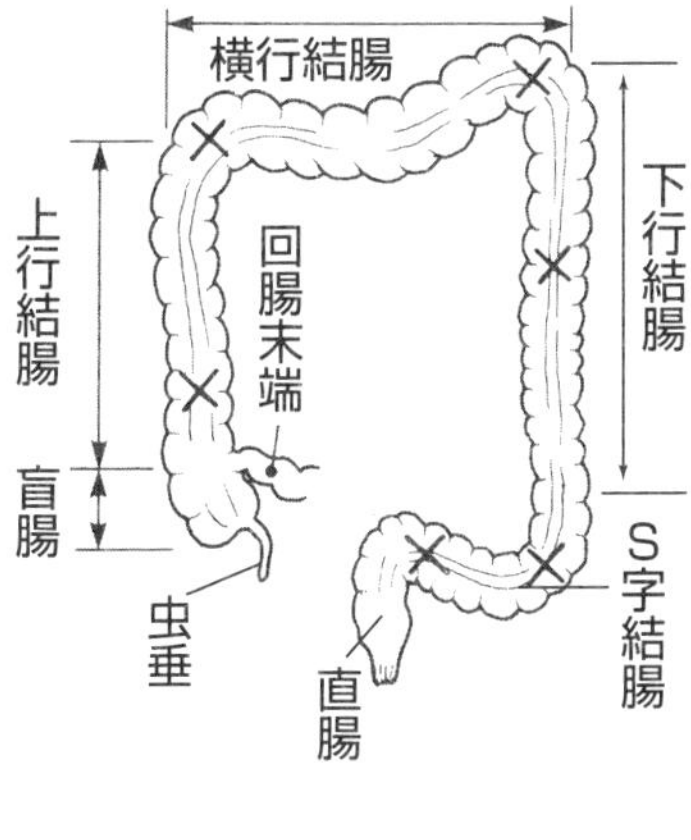

自然療法の種類とやり方

ひまし油温シップ

昔、便通をよくするために使われたひまし油を、温シップで使うことによって血液・リンパの循環をよくし、古くなった細胞など体内の老廃物や毒素を肝臓を経て腸内へ排出する毒素排泄作用を強化する。

ここで使うオイルは、香りをつけるための香料、その他添加物がない純粋なもので、圧力をかけてしぼり出したものがよい。

ひまし油温シップは慢性便秘、肝臓・腎臓などの多数の疾患に有効である。また胆石や腎臓結石、尿管結石の治療には右わき腹へ温シップをするとよい。小腸のじゅう毛の働きを活発にし、栄養素をとり込みリンパの働きを活性化するからである。

●用意するもの

①ひまし油は薬局で加香ひまし油でないものを購入する。粘りのあるべとつきの強いオイル、そして捻挫、打撲のときの冷シップとしても使える、冷やす力の強いオイルがよい。
②遠赤外線温熱ヒーターベルト（パーマクリストという商品はタイマー付）、または、温熱ヒーターベルト。
③料理用のラップ（油の染み出るのを防止するためのもの。幅三〇センチ）。
④クッキングペーパーの二七・五センチの幅のものを三枚分目で切り、二つ折にする。二七・五×三六センチの大きさになる。または綿の布・無色の日本手ぬぐいでもよい。色付きは色がにじみ出る場合があるから使わない。
⑤食用オリーブオイル。エキストラバージンで冷圧搾《あっさく》〔コールドプレス〕と表示のあるものがよい。
⑥バスタオル二枚。タオルがずれないようにするため安全ピンが二本あると便利である。または、プール用の着替えバスタオル（ゴム入り）。
⑦残ったオイルをふきとるためのティッシュペーパーとそれを入れるゴミ箱。

⑧重曹（薬局、食料品店で購入する、弱アルカリ性）。

※パーマクリストの発売元　（有）エイペック　電話０４２３―８７―５９７２

●ひまし油シップのやり方

①上半分にラップを広げる。下半分にラップを広げる。中央にラップを重ねる。その上から、上半分に、下半分に、をもう一度繰り返す。

②ラップの上で、二七・五×三六センチの大きさの二つ折りクッキングペーパーなどをのせ、その上にひまし油を約一三〇ミリリットルたらす。

③それを遠赤外線ベルトの上に置き、約一〇分間温める。

④温まったらそのまま、右わき腹に当てる。

⑤タオルを縦に折って腹全体に巻き、安全ピンで留める。熱が逃げないようにするため。温度は中温から始め、耐えられるならば高温にするが、寝てしまいそうなときは中温が無難である。適宜調節する。寝ていると楽である。

⑥シップは一時間から一時間半かける。タイマー付きだと寝すぎても温度管理に心配はない。

⑦シップが終わったら、ティッシュペーパーで汗と油を拭く。

このとき二〇ミリリットル（コップに九分の一の量）の微温水に重曹を小さじに三分の一

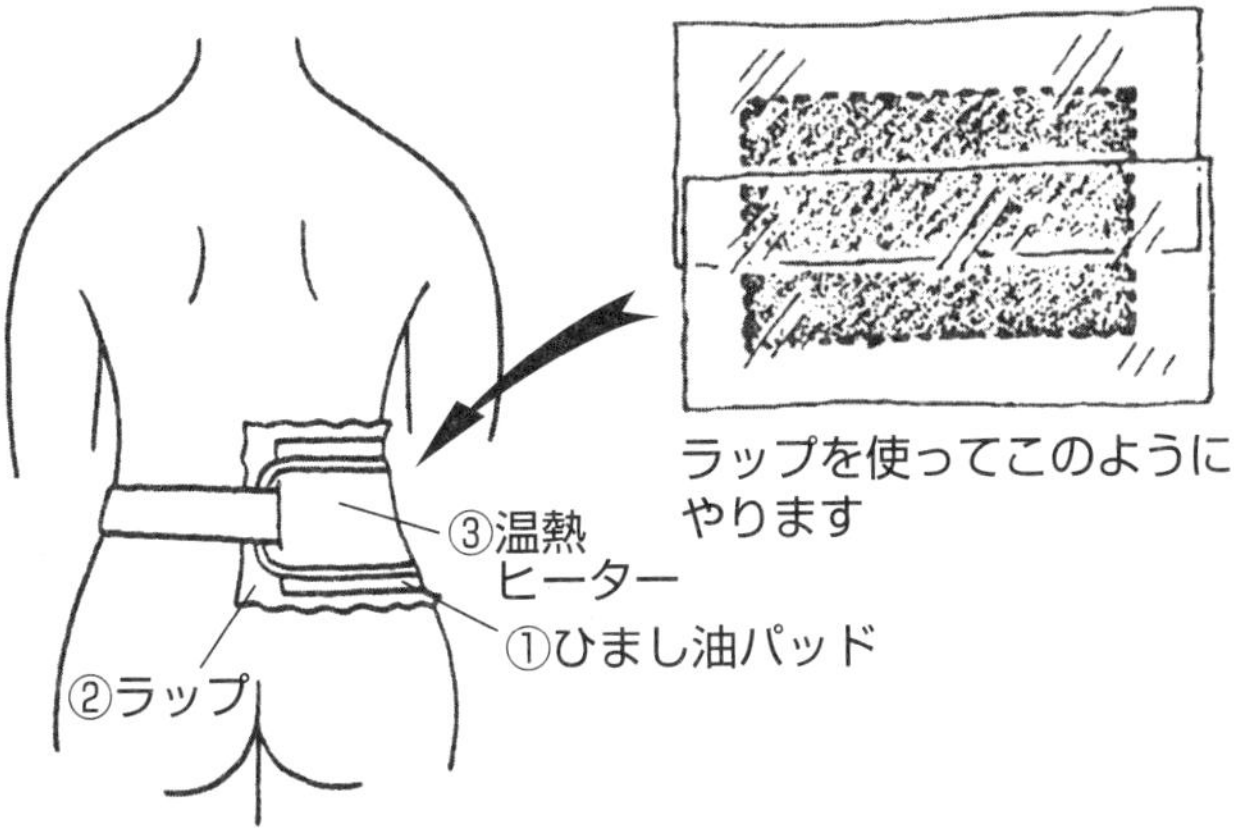

●ひまし油シップのやり方

を入れ、溶かした重曹水を用いて体を拭けば、体から油・酸をとり除き、また体から生じた自然の分泌物を除去できる。強皮症の場合、ヒマシ油シップの前に重曹水で皮膚を洗うことによって、毒素を肌から除くことができる。

⑧はずしたシップは、冷蔵庫で保管する。一度つくったシップは、時々ひまし油をたしながら三週間ほど繰り返して使えるが、他人との共有はしない。

ひまし油温シップは実に気持ちよく、代謝をうながすため、翌日の便の表面に脂気が多い。ただし、シップ中に体温がどんどん上昇していくときは救急車を呼ぶように指示している。例外中の例外として、急を要する炎症性の疾患（盲腸など）が考えられる。

　ひまし油シップは三日続けたら四日休む。これを三週間繰り返す。次の一週は休み、それを繰り返しおこなう。三日目の夜、寝る前に大さじ一杯から二杯のオリーブオイルを飲んで寝ると、消化管、腸からの排泄が促進され、より効果的である。

●ひまし油シップと免疫

　リンパ液は体内の老廃物や毒素を運んで肝臓処理される。だから免疫機能を高めるには、肝臓・脾臓へいっている神経の調整（胸椎8〜10のずれをとる）がよい。

　胸腺に対しては叩打（たたく）刺激をする。

　血液・リンパ循環の改善には、ひまし油シップ、オイルマッサージがよい。

　また、胆汁にはいろいろな免疫物質がふくまれていて、これが腸壁から脂肪と共にリンパ系にとり入れられる。

　健康的なリンパの生産には、健康的な食事と健康的な腸壁を保つこと。そして適度な運動をおすすめする。

・パイエム板

　パイエム板とは、腸間膜付着部の反対側に見られる小腸粘膜内集合リンパ小節（小腸粘膜のリンパ腺の集合体）で、長円板状をなし、回腸下部に多い。
パイエム板は、治癒《ちゆ》と同化、体内の酸性バランスをコントロールする器官であり、そこをひまし油シップ、腹部マッサージなどでリンパを活発化させれば、免疫系を高め健康につながる。

リンパの働きと免疫の正体

血液の中の白血球は体内に入ってきた細菌やウイルスなどを排除しようとする働きがある。なかでも白血球の中のリンパ球は血管とリンパ管という二つの通り道を使い、直接、細菌やウイルスを殺そうとする。

風邪をひいたときに首筋にこりのような痛みを感じることがある。リンパ球がそこに集まって風邪のウイルスを集中的に攻撃しているからである。つまり免疫の正体はリンパ球が働いているからで、**リンパ球が減少した状態を免疫力の低下**という。

血液循環が悪いと、血液内の新鮮な酸素や栄養素を細胞に運ぶことができない。またリンパ球が活性化しないので免疫性が損なわれるのである。

体温を少し高めてやると、リンパは活動しやすくなる（蒸しタオル療法）。

免疫の働きには、①微生物の感染を予防する。②他の個体の細胞を拒絶（臓器移植の場合など）する、③ガンなどの変位細胞や老廃細胞を除去する、などがある。

免疫機能を高めるには、血液、リンパ液の循環を改善する。リンパ球は自らの力によって運動することでスムーズに流れる。だからリンパ球をより働かせるには、例えば歩いたり、水泳をしたり、自転車をこぐなど、自ら体を使った運動をすることもよい。

骨のずれを直せば血液、リンパの流れ、神経のインパルスは正常になるため、体に活力がわき、自然治癒力が働き、病気は改善されるのである。

コラム 腸管造血説

・「小腸で血液を作り出す」という説がある。
・「腸管造血説」は一九六〇年ごろ、千島喜久夫氏が発表した。
・ケイシーのディーリングでも「腸にあるパイエル板である種のリンパをつくる」といっている。

免疫リンパ球と赤血球の形態の関係
・正常な赤血球はきわめてゆがみのない丸型である（155頁吸玉療法の赤血

球の写真参照）。
・よい赤血球は、よい食べ物からできる。食の誤りは、腸で腐敗することにある。
・怒って食べると、胃腸の機能は低下し、消化しない。未消化の老廃物は腸で腐敗するだけである。
・食事の改善は、血の汚れ排除、腸内腐敗排除にあり、それが免疫力強化につながる。
・腸内腐敗によって、よい赤血球はつくられなくなる。

オイルマッサージ（背中、患部）

ピーナッツオイルとオリーブオイルの混ぜ合わせは、多くのマッサージオイルの基本である。この混合オイルは、関節炎、リウマチ、腎臓不調、前立腺炎、疲労回復、循環系の活性化に効果がある。

●オイルマッサージのやり方

まず脊柱から始まり背中全体、そして手・足などの患部へと移る。

手指の使い方は、

①背中は手のひら、手の付け根で押さえつけながらマッサージする。

②背骨の脇の筋肉（皮膚の下には大切な神経節がある）を四指の指紋部で押し、マッサージをする。

③手足は手のひら及び五本の指を使って押しマッサージをする。

オイルマッサージは五分から一〇分間同じところをマッサージすると、症状の重い人は、皮下から赤色が浮き出てくる場合がある。

マッサージの方向は、患部から身体の中心に向かっておこなうが、あまりこだわらなくてもよい。オイルが皮膚に染みこまなくなったら、そこのマッサージは終わってよい。一カ所五分ぐらいで終わる。終わってもすぐにはふきとらない。できれば二〇分ぐらいはそのままにしておく。最後にティッシュペーパーでふきとる。全体で三〇分から四〇分間のオイルマッサージならなおよい。翌朝体がいつもより軽くなっていることが実感できる。自律神経失調型の人、あるいは体がそれほど悪くない人には、その感覚はわからない。

寒いときは、オイルを手のひらなどで十分温めてから（人肌の温度）使う。冷たいままのオイルを直接皮膚に触れると筋肉が収縮するからよくない。

終わった後、風呂に入って皮下が赤色に浮き出ていても、まったくヒリヒリしない。

硬くなった筋肉および筋肉疲労からくるこりには、オイルマッサージ法がよい。

●ピーナッツオイルの有効性

ピーナッツオイルは中華料理に使うオイルである。最近では大型スーパーでも手に入れることができる。

ピーナッツオイルの代用品として成分的によく似ているのがゴマ油である。

脳卒中、腺の異常、リウマチ、循環系疾患、胃潰瘍、精力減退、関節炎、疲労などに効果がある。

①身体にエネルギーを供給する。
②血液やリンパ液の循環をよくし、皮膚にうるおいを与える。
③硬くなっている筋肉をやわらげ、患部に栄養とエネルギーを供給する。
④関節液の分泌を促すため、ひざの関節などをなめらかにするのによい。

皮膚からのオイルの吸収で体がこんなにも軽くなるのか、とわかるほどのいわば魔法のオイルである。そのため、絶対に酸化したオイルを使ってはいけない。

●オリーブオイルの有効性

①皮膚によく浸透し、筋肉と粘膜の働きを刺激して皮膚、腸からの排泄を活発にする。食用・外用とも常に純粋なオリーブオイルを使用するとよい。純粋なオリーブオイルとは、エクストラバージンで必ず冷圧（コールドプレス）の表示のあるものをいう。

②皮膚の乾燥を防ぎ、ひび割れを防ぐ。化粧品の脂はグリセリンが使われている。

③飲用すると、腸内の不要物を体外に排泄するのを促進し、また便秘を緩和させる。

●天然の緩下剤—オリーブオイルを飲む方法

ひまし油シップ最後の日の夜寝る前に、オリーブオイル大さじ一〜二杯飲んで休む。オリーブオイルが飲みにくければ、あとで水をすぐ飲むとよい。

肝臓、胆のうを病んでいる人は少なめ（小さじ一から二杯）でよい。胆石の人は注意深くオリーブオイルを飲む。その量は本人が胃を乱さずにいられる度合いによって違ってくる。

エステ・サロンでおこなっている一万円以上もするオイルマッサージが家庭で気軽にテレビ

を見ながらでもできる。エステではその人の体質に合わせてブレンドしたオイルを使っているというが、いろいろ試してはじめてわかることである。一時間のオイル代三〇〇〇円内外ですみ、効果は同じである。違いがあるとしたら、高いから効く、効くものは高いという価格構造による価格効果（思いこみ効果）である。

●精油の有効性

松葉油、ユーカリ油、ラベンダー油などを数滴マッサージオイルに入れる場合は、自分に合うかどうか少しずつ試していくとよい。

松葉油やサッサフラスオイル（黄樟の根皮から抽出するオイル）を含んだものは、脳卒中や運動機能の障害、神経の障害などの疾病に対して処方されている。

腹部の指圧・マッサージ

仰向け（仰臥位）に寝て両ひざを立て、お腹を押さえてみて、もし硬ければ、腸のぜん動運動がスムーズにおこなわれていないので、便の送り出しがスムーズにいかない。柔らかいお腹は健康体の証拠である。

たとえ便秘を自覚していない人でも、ヒダ・シワ（輪状ヒダ、腸じゅう毛）などに便が残留しがちである。残留便はやがて宿便となる。

●腹部の指圧・マッサージのやり方

食後二時間は避けるほうがよい。

受け手はひざを立てて仰向けに寝る。

やり方は、つぎの三つの方法がある。
①両手を合わせて人差し指、中指、薬指の三本の指頭を、腹の中に突っ込んで一カ所を五回ほど圧して次の個所に進む方法。
②両手を握りこぶしに変えて、受け手の右腹、左腹を交互に一握りこぶしで圧す方法。
③腹部を手のひらを使い、舟の「ろをこぐ」ようにマッサージをする方法。
自分のやりやすい方法で患者の顔を見て、始めは静かにやさしく押え、一通り全腹をおこなう。

受け手が痛いと感じるところ、顔をしかめるところは手の力を抜く。

少し痛いくらいの程度に圧す。ひどく痛むところは患部なので、そこを軽く何回も圧す。

※虫垂炎（盲腸）などの疑いがある場合、胃潰瘍、妊娠・妊婦、腹水、出血性の婦人病の場合は指圧・マッサージは絶対にしてはならない。

盲腸の場合は、虫垂が化膿するので軽度の初・中等度の白血球増加、化膿しているところに一致して押すと必ず痛みがある。盲腸は、右下腹に位置する。

●腹部大動脈・腹腔神経叢《ふっこうしんけいそう》の指圧のやり方

腹部大動脈は腹の正中線より少し左寄り（約1センチ）のところを通っている。ここを指紋部で圧すと脈の拍動を感ずる。動脈硬化症、血圧の高い人はたいていこの腹部大動脈が肥厚していて硬い。この場合は、よりやさしく押えておこなう。

多くの自律神経が集まっているところの腹腔神経叢《そう》は、へそより左に三指幅、三指下（足の方）にある。この場所を両手を合わせて三本の指頭を、腹の中に突っ込んで五回ほど圧すことによって正しい機能活動を促す。

●腹部指圧などで腸内ガスを排出

腸にガスがたまっても、急に腰痛がおきる。この場合はガス圧による腰痛のため、ガスが抜ければ腰の痛みはすぐ消える。

便秘で急激に腹痛をおこすのは子供に多い。便秘の急性腹痛は通常左側で、痛みが強かったりなくなったりする。熱はなく、痛くないときに腹を押しても痛まない。痛かったところに一致して硬いもの（便）にふれる。お腹が硬いのは健康上よくない。腸の働きは悪いし、残留便がたまりすぎ、腐敗ガスが発生し体内に再吸収されるからだ。右の腹痛の場合は注意する。

消化の悪い食べ物をたくさん食べた場合（するめ、イカ、硬い肉など）、消化しきれないまま発酵して胃や腸の中にガスが発生する。首筋や肩がこる、背中が張るといった症状も出る。人体の中で発生したガスは内臓の働きを鈍らせて、体全体の調子を狂わせてしまう。体内にたまったガスは速やかに体外に排出しなければならない。ガスが思うように体外に出せない人は、腸内ガス排出運動および腹部指圧をするとよい。

・やり方のポイント

①動物的本能として、犬や猫が目覚めたときに体をそらす犬・猫のストレッチがある。背中側の筋肉を一度縮める動作である。また、この動作は、お腹にたまっているガスを移動させ、体外に排出しやすくする。

②お腹をよく揉みほぐす腹部指圧は、腸の便を押し出すぜん動運動を促し、便を外に出しやすくする（138頁参照）。

③足の運動操作で体内ガスを排出させる方法もある。うつ伏せで尻たたき、仰向け（仰臥位）でひざを抱え込み、ひざ曲げの状態で大きく回してもらい、腸の働きを活発にする。

便秘は万病の元である。お腹の指圧を受けている人は月に二回ほど、何年も受け続けている。腹腔神経叢を刺激し、腹大動脈の押し圧およびも③をおこなっている治療院も多い。

・体内ガスをためない方法

体にガスをためない方法は、就寝《しゅうしん》前三時間は、水以外なにも口にしないこと。寝る前は胃の中を空にし、胃を休めるに限る。空腹感があるなら水を飲む。腸の中だけ消化中のものが残っていて、寝ている間もガスが発生している。寝ている間にガスが大量に作られれば熟睡できず、当然、朝の目覚めも悪くなる。そのため、夕食は腹八分目を九時前にするという食生活を実行して効果を上げたい。

腸のそうじ法（浣腸・洗腸〈コロニクス〉）

浣腸は、肛門から奥へ約三〇センチ程度の下行結腸にある便をふやかして排泄する方法である。洗腸はコロニクスといい、浣腸より奥の横行結腸、上行結腸までを対象とする。

●家庭でできる高圧洗腸のやり方

高圧洗腸は、より奥のほうの横行結腸、上行結腸までの全域を洗い流すのが特徴である。洗腸は腸に刺激を与え、機能回復させる。一回の洗腸（コロニクス）は、三回分の浣腸に匹敵する効果がある。

コロニクス（洗腸）とひまし油温シップは一緒にやって最大の効果を発揮する。また、リンゴダイエット、脊柱の矯正、オイルマッサージなども併用しておこなうとよい。

洗腸は子供にはすすめられないので、温水浣腸だけにしたほうはよい。

平成一四年の夏、インターネットで調べた結果を記載する。

ピコシャワーA（タンク本体はポリ、腸カテールその他）―九、八〇〇円。

ジェット・シャワー―九、〇〇〇円。

シャワラー（和田製作所製）―二八、〇〇〇円。

※肛門に入れるノズルの形とコックがついているもので、使いやすいものを選べばよい。

●コロニクスのやり方

①体温と同じぐらいの温水（注入する時点で）を二リットルほどに、自然塩と重曹を小さじすりきり一杯ずつを入れてかき混ぜ、溶かす。それを洗腸用のタンクにいれる。その前にコックは閉じておく。続けて四回から六回繰り返す人は、五リットルの温水に対して、大さじすりきり一杯ずつとする。そのほかに、頻繁にコロニクスをする人は、腸の粘膜が荒れるため温水のみにする。

②タンクをトイレ内の頭より高い位置につるす。コックを少し開き空気を出す。ノズルの先にオリーブオイルを塗り、ノズルを肛門に五〜六センチほど差し込み、コックを開き、ゆっくり注入する。そうして〇・五〜一リットルぐらいを注入していき、お腹がいっぱいになってきたら、ノズルを抜きとる。お腹を押圧し、できるだけ我慢してから排泄をする。これを繰り返しおこなえば、腸内の残留物と毒素は一掃される。

タンクをトイレ内の頭より高い位置に吊るすには、突っ張り棒とS字フック（一二センチぐらい）があると便利である。

重曹は、薬局（五〇〇グラムで五五〇円）、食料品売場で購入できる。

コロニクスは、リンゴダイエットとひまし油シップを三日間おこなった翌日におこなうとより効果的である。つまり腸に集まってきた毒素を、コロニクスで体外にすばやく出すのである。

体がだるいと感じられるのは、消化管や結腸から毒素が吸収されたり、胆のうや腎臓の働きが弱っているとき、脳脊髄や交感神経の不調和、血液・リンパの循環が滞っているときで、体がだるいときにはコロニクスが有効である。

腸と腎臓をきれいにすることによって、肝臓、胆のう、腸にかかった圧迫がとり除かれ、たまった老廃物を自由に動かせるようになる。こうして、肝細胞は、ゆとりを持って血液をろ過することができる。

●便秘の原因と簡単な解消法

①背骨・骨盤のずれからくる便秘は食事療法では無理。

腰椎、仙骨の圧迫とずれにより、腸の働きが悪くなり便秘になる。痔は腰椎2～5、仙骨、尾骨のずれによるもので、肛門が左右に引っ張られてうまく開かない。

②食事面からくる便秘は軽症。

便秘予防として、繊維の多い野菜や根菜（にんじん、ゴボウ、サツマイモ）・豆類（大豆、あずき）・海藻類（ひじき）・くだもの（リンゴ、いちじく）を食べる。夜寝る前に、小さじ一杯から二杯のオリーブオイルをお水と一緒に飲む。便秘ぎみの人は一日を通して水分は多めにとる。カルシュウム（錠剤その他）をとりすぎると便は硬くなる傾向がある。肉類が多く、野菜の少ない食事は改める。

もう一つの方法は按腹術《あんぷく》といってお腹を自分でマッサージしたり、人にしてもらう方法である。このときお腹を握りこぶしで舟の櫨《ろ》をこぐようにマッサージする。この方法ならトイレの中でも、家で仰向けに寝た状態でもいつでもできる。

足圧法

これは、幅広の重量のあるローラを転がすかわりに、施術者の足の裏を使って相手の体を押す足圧法は、食生活の乱れ、睡眠不足、過労などで血液、リンパの流れが悪いときに、足圧で一時的に体液循環を促す方法である。

中学生や女性でも簡単にできて手足のこり、血行が一時的によくなり、疲れがとれる。腕や足の使いすぎによる筋肉疲労のときには、有効な療法である。

短期間に三回以内、あるいは一週間おきに三回以内の施術を受けてもまだ要求したくなるようなときは、骨のずれなどが考えられる。

足圧法は、足のさまざまな部分を使ってあらゆる角度から筋肉をほぐしていく。

施術をする人は踏みつけるとき、松葉杖を使用たり机や壁などにつかまって、体がフラフラしないようにして踏む。

踏む力は体重のかけ具合で調節できるので、相手の顔を見ながらおこなうとよい。

なお、はじめは弱い力から始める。ほぐれるにしたがって強くする。

手足の裸の部分はタオルをかけておこない、施術者は靴下を履《は》く。

背中の足押圧は、大事な脊椎をずらすもとであるからしない。脊椎がずれれば症状が出る。

背骨のじん帯がゆるんでいる人の場合は、少しの力で骨が動きやすい。

●足圧の進め方のポイント

足の裏の土ふまずに踵《かかと》をのせて踏む。つま先で押してもよい。

両足の裏を、踵で交互に踏む。指先は体重を落として踏む

①アキレス腱から大腿足の裏側（踵を除いた部分で）を片足ずつ踏む。ひざ関節部は踏まない。

②おしりは踵に力を入れて股関節の周りを注意して踏む。

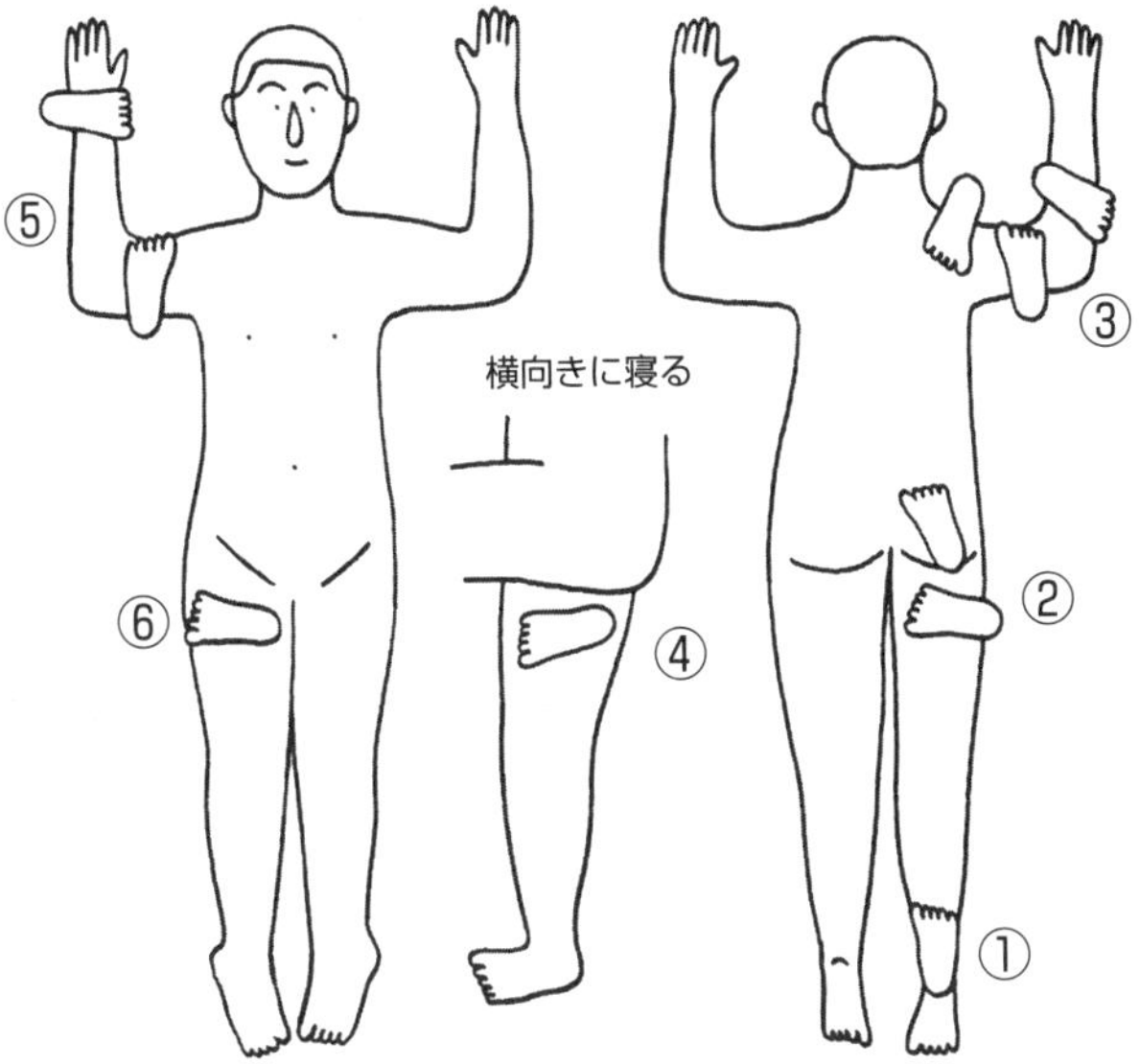

●足圧法の進め方

③ひじの周りと手のひらは八秒間繰り返し踏む。
指先から肩にかけては、経絡でいう大腸経、三焦（ホルモン）、小腸経が通っている。
ひじ・肩関節は踏まない。
④側臥位（横向き）で足の内側を踏む。
大腿部付け根の少し手前を重点的に足で押し、踏む。
経絡でいう肝・腎・脾経が通っている。
内股の筋肉を鍛え、柔らかくすることは、老化防止、精力増強になる。
婦人科の弱い人、冷え性、胃下垂などの人は内股が硬く、こっている。
⑤仰向けになり腕の内側、心経、肺経が

通っているところは③と同じやり方である。

⑥足の前面大腿部の付け根は強く、ほかは軽く踏む。

大腿部の付け根はひざを開き曲げた状態で大腿部の付け根のやや内側を踏む。

●**注意点**

①妊婦の人は足側の足圧を受けない。

②骨粗しょう症の人、年配者、やせすぎの人などは足圧法を受けない。

③足圧法および足ツボもみ・押しを施術するときにはマッサージ・指圧の免許を必要とするので、家族以外の人にしてはいけない。

腕や手の指先のしびれ、筋肉のこり、突っ張り、張り、体液循環不良による冷えは、頚椎4～胸椎2までのずれが影響していることが考えられる。

同様に、足のほうの症状（片方の尻のしこりも含めて）では、腰椎3～仙骨2が影響していることが考えられる。

蒸しタオル指圧療法

病人は蒸しタオルで体をふいてもらうと気持ちがいい。そこから発展した療法と思われる。発汗作用によって、排泄機能を一時的に高める療法である。体温をちょっと高めることによって、白血球のリンパの働きを高める作用がある。

●やり方のポイント

①蒸しタオルは、濡れタオルを絞って、ラップに包んで電子レンジで温める方法と、軍手の上にゴム手袋をはめて、熱湯（約八〇度）に浸したタオルを絞る方法がある。ほかに洗濯機の脱水を利用する方法もある。

②蒸しタオルを四重にしてひじ、ひざ、背中などに順次当てる。蒸しタオルは一度に一〇枚以上使う。

気温が低くて蒸しタオルがすぐ冷めてしまうときは、蒸しタオルをビニールで覆うと冷めにくくなる。

③蒸しタオルを一度に一〇枚以上並べ、その上から乾いたタオルを置き、保温が終わったら指圧をする。

体の保温によって排泄機能を一時的に高める療法である。

暖かくした部屋で受ける蒸しタオル指圧療法は実に気持ちがよく、うっとりする。ホットパックでは、このような効果は得られない。手間ひまかけるだけのことはある。

真向法

真向法はお金と時間をかけずにできる健康法である。

脊椎のずれが少ない場合、脚の関節のずれがない場合に適する療法である。

骨のずれがあり、症状が出ている状態では効果が上がらないばかりか、筋肉や関節周辺を痛めることになるからやらないほうがいい。

四二歳のとき、脳溢血《のういっけつ》で半身不随になられた体で真向法を編み出し、それを毎日実践することにより完治させた創始者、長井津《ながいわたる》（明治二二年生まれ）の貴重な体験は、その後理論付けも加わえられ、昭和八年以降、第一から第四体操を世間に広められた。「あー、あの人の考案した健康体操」と思ってもらえばよいと思う。

第一から第四体操をすることによって、股関節、腰が柔軟になる。

効能としては、つぎのようなものがあげられる。

①脊柱起立筋および下肢の筋肉の収縮性、弾力性が出てくる。

②血管、神経の老化を防ぐ。そのためマヒ側の脚の血行、リンパの流れをよくする。

③筋肉の廃用性萎縮を防ぐ。

●やり方のポイント

①息を吐きながらおこない、しばらくそのままでいる。

②第一体操　相撲の股割りで見かける体操。大腿内側の筋肉をゆるめる。

③第二体操　運動選手の準備体操で見かける柔軟運動で、床でおこなう前屈体操。大腿後側および下部起立筋をゆるめる

④第三体操　体操、ショートスケート選手の準備体操で見かける床でおこなう開脚前屈体操。

●真向法のやり方

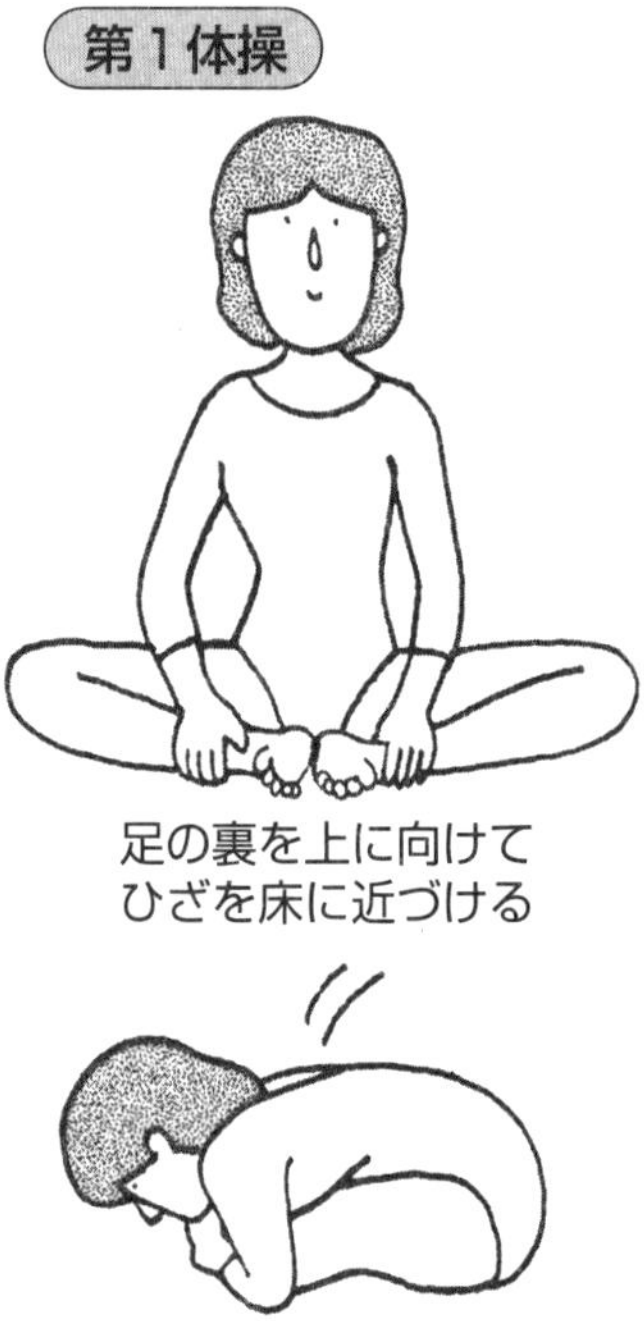
第1体操
足の裏を上に向けて
ひざを床に近づける

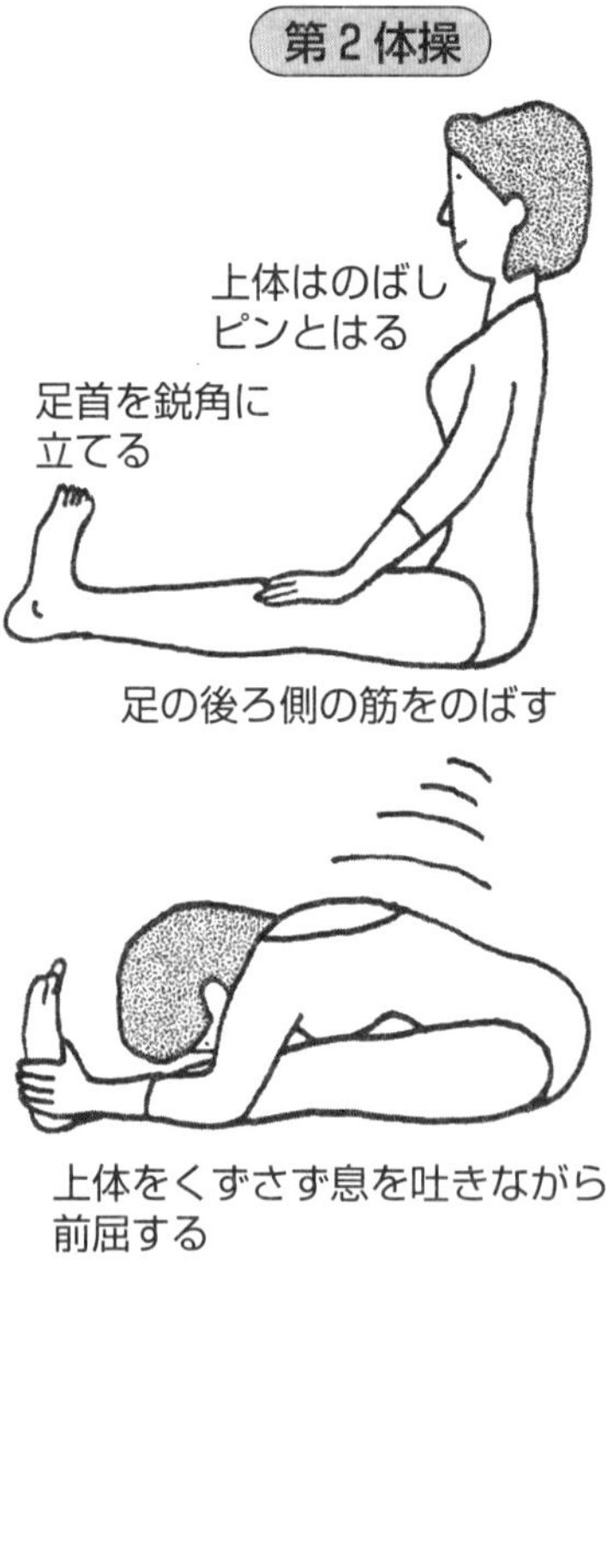
第2体操
上体はのばし
ピンとはる
足首を鋭角に
立てる
足の後ろ側の筋をのばす
上体をくずさず息を吐きながら
前屈する

●真向法のやり方

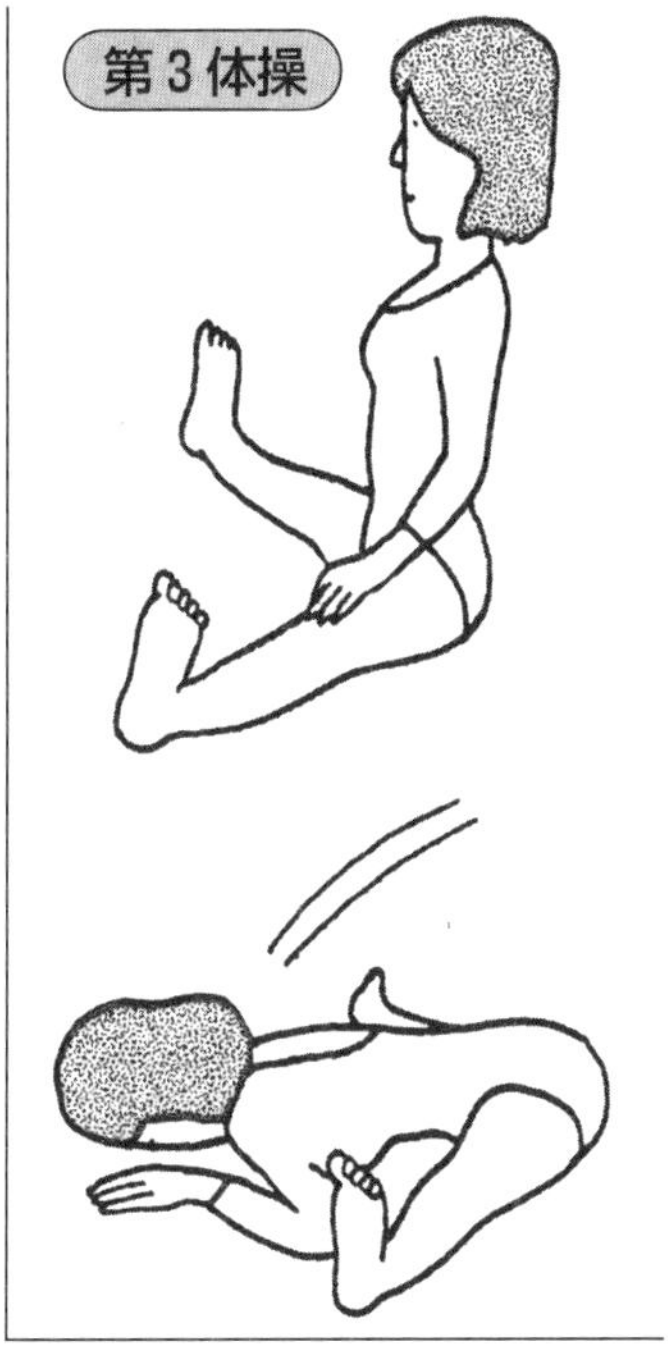

第4体操

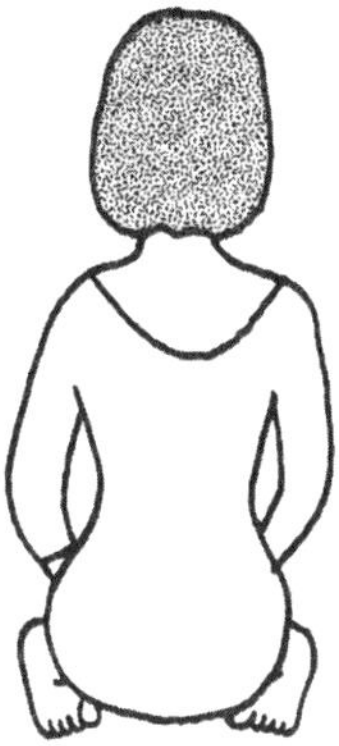

お尻の幅だけ開く

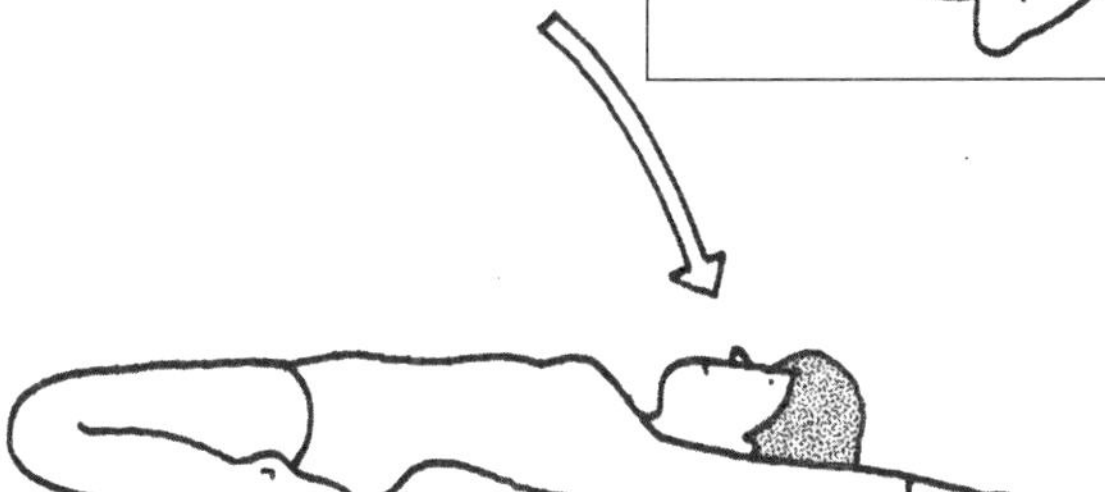

初心者の方で割り座のできない方は
座布団を半分に折って、お尻の下に
敷きます

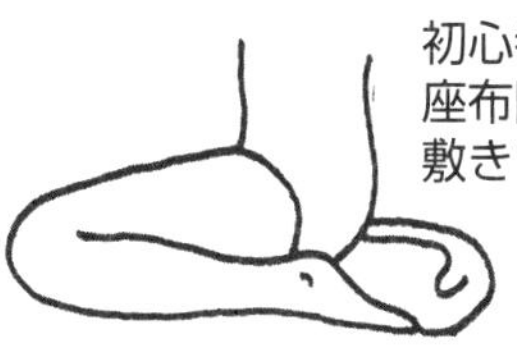

大腿内側、股関節周辺の筋肉、脊椎起立筋をゆるめる。
⑤第四体操　大腿の前面の筋肉を伸ばす（無理におこなわない）。ひざに痛みのある人、足首のじん帯が伸びている人・硬い人は第四体操をおこなわない。効果的におこなうために他人に手伝ってもらう方法がある。
また、体の不自由な個所がある人は他人にしてもらい、筋肉、関節をゆるめる。
※『真向法』真向法体普及会（朝日ソノラマ出版刊八五〇円）
※真向法体普及会全国支部がある

バンキー（吸玉）療法

排泄は、二酸化炭素、汗、尿、ガス、老廃物の働きを通しておこなわれている。その中でバンキー（吸玉）療法は、汗に含まれる老廃物、皮膚呼吸による二酸化炭素、そのほかのガスを皮膚から排泄するように働きかける療法である。

バンキー（吸玉）療法で使う器具は、皮膚に陰圧（吸い上げる力）をかけることにより、病

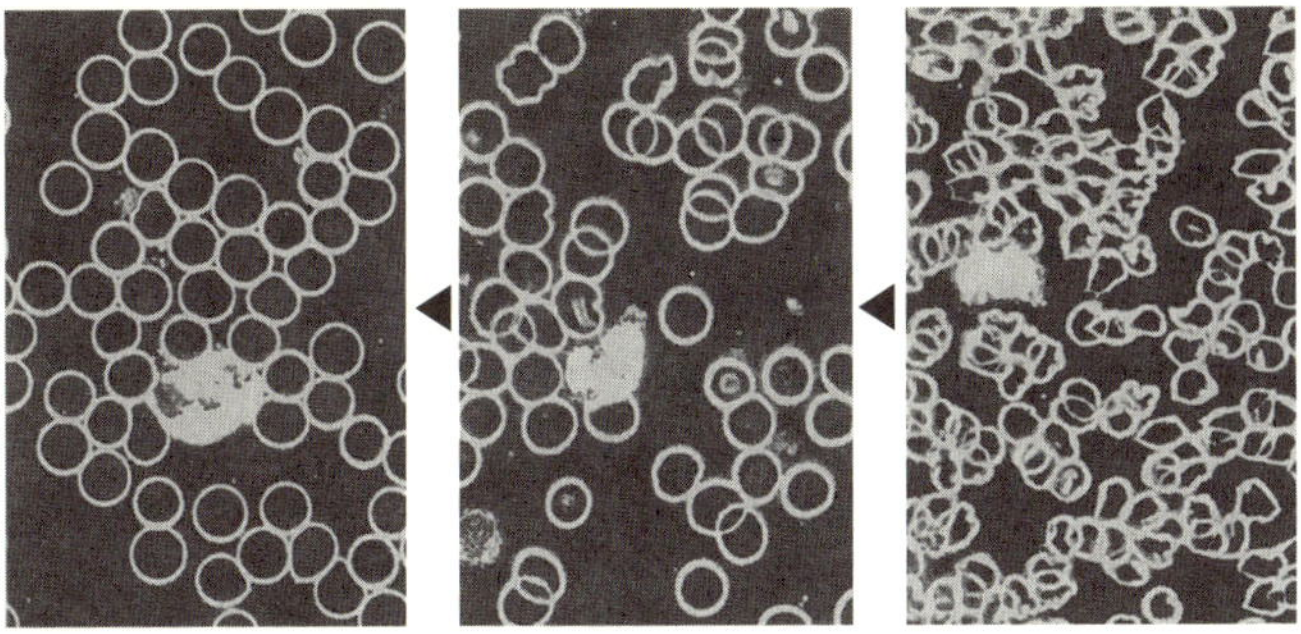

●脂分の多い状態の赤血球から吸玉や食べ物で変化した血液の様子

気の元となる汚れた血液（瘀血《おけつ》）を皮膚表面に引き出し、血液中の汚れをとり除くのである。これは骨折などを除けばほとんどの病気治療に使える医療用器具である。

バンキー（吸玉）の効果を知るには、肩こりや体が疲れたときにやってみると体がたいへん軽くなるので、その効果がよくわかる。

症状の重い人は紫色のあとがつくが、二週間くらいで消えるから心配ない。旅行などで外泊するときは、逆算して二週間前に治療をすれば、あとは消えてしまう。

治療は経絡にそっておこない、背中を中心にして吸玉をかけたあとの皮膚の色（背部色素診断）によって血液、リンパ系の健康状態が把握できる。色が濃いと瘀血《おけつ》が溜まっている状態を示している。

バンキーでできる水疱《すいほう》は、皮膚表面に一定の真空（四〇〜七〇ミリＨｇ）を与えることによって生ずるやけどのときのような水ぶくれで、一種の生体反応である。

水疱液は、ペーハー八・〇から九・〇の強アルカリ性である。

正常な血液のペーハーは、常に七・四で不変である。体調のよい人は色素反応も水泡も出ない。

正常な血液との相異点は、その正常値とペーハー値の差でみる。

このペーハーのほかに血漿《けっしょう》中の赤血球像の違いも、大きな相違点である。

正常な血液中には、全く無傷の丸い正常な赤血球が存在するが、汚れた血漿中に存在する赤血球は、ドーナツ形赤血球（病的赤血球）が多い。

健康な血液は、一個一個の赤血球が丸くて弾力があり、さらさら流れ、また白血球は活動性のあるものでなければならない。健康な血液であれば細胞が健康でいられ、そして再生される。つまり、質のよい血液を隅々まで循環させることで自然治癒力が活かされるのである。

食べすぎで脂を摂りすぎれば、消化不良（未消化）となり腸内で腐敗する。つまり、腸内で異常発酵し、血液を汚すことになる。

家庭で脳梗塞・脳溢血をケアする方法としてバンキー（吸玉）療法はとても有効だ。

マヒした手・足が冷えて痛いので手袋、厚めの靴下をしている人を見かけるが、マヒ側は血行、リンパの流れが悪く瘀血《おけつ》がたまる。正常側と比べてマヒ側は、皮膚がむくみ、体温が低い。冬場など、マヒ側の手・足が冷えて痛いという。バンキー（吸玉）療法をすることによって、マヒ側の体液の循環がよくなり、細胞に栄養が行き渡る。冷えがなくなるだけではなく、体全体が楽になる。楽になるから、時間があればバンキー（吸玉）を一生懸命かけ続ける。時間があるから、自分でつけられるところは、自分でつける。

乳腺炎、乳房炎は、肩峰から乳房に向かって斜めに炎症をおこし、乳房の深部にしこりができやすい。その部分を丹念に指圧（痛いが、握り締めるように押しつぶす）し、しこりをとり除き、乳房への血液の流れをよくしておく。そして、乳房を温めてバンキー（吸玉）などで吸引をかけ、乳を捨てる。化膿している場合は、医院での切開が必要となる。

陥没乳頭の治療は五号カップ（内径五センチ）を直接乳頭にかけ、その周囲をもみほぐす。吸引力は、症状に合わせておこなう。

●家族だからできる瀉血《しゃけつ》療法と水疱《すいほう》処理

水疱処理法、瀉血治療法は針先で皮膚の表面を引っかき、その後、バンキー（吸玉）をかける方法である。詳しくは後述する本に載っている。

瀉血療法や水疱処理は他人に対しておこなうことはできない。医師法に触れるから身内の方のみにしか許されていない。

バンキー（吸玉）療法については左記の本が役に立つ。

『新真空浄血療』　黒岩東五著　健康医学社発行　価格三万五八三円

病気治療および東洋医学理論に関するおすすめの本だ。

コラム　血液サラサラ

サラサラと流れる健康な血液に対し、サラサラと流れない汚れた血液は血管などを詰まらせ病気を引きおこすもとである。

どろどろした血液は、

①血球成分が多く、血が濃い。
②脂が多く、ギドギドしている。
③血球が硬く、血管を通りにくい。
④血小板が固まりやすい。

肉・ジュース類などをとりすぎると、血液中に糖分や脂肪分が多くなる。すると、それが赤血球の表面に付着して赤血球を硬くしてしまう。血球が硬ければ当然血管も詰まりやすくなる。
コレステロールは、食品からとる何倍もの量が、毎日肝臓で生産されている。
コレステロールの役割は、
①人間の体を構成している細胞膜の成分として必要なものである。
②コレステロールが原料になって体内でビタミンD、副腎皮質ホルモン、性ホルモン、胆汁酸がつくられる。
しかし、コレステロールが必要以上に増加すると、血液はどろどろになる。
コレステロール値を下げるには、脂肪の多い青み魚に多く含まれる不飽和脂肪酸（DHA、EPA）がよい。不飽和脂肪酸は動脈硬化、血栓を予防する働きがある。だが、食べすぎはよくない。

健康医学社は吸玉ポンプ・カップなどの治療器販売元である。
暗視野顕微鏡による血液観察および写真も撮れる。
健康医学社本部　電話03—3578—5677
愛知健康医学社　電話052—914—8184

第三章

家庭療法で体を改善する

自然療法を使ってやってみる

家庭でできるO脚治し

ここでは、医学的みて大腿骨、脛骨《けいこつ》自体が曲がっているO脚矯正術（脛骨の一部を切りとる手術）のものではなく、世間で一般的にO脚といっている「見かけ上のO脚」について述べてみたい。つまり、ひざをそろえて座ると、ひざ、内くるぶしがくっついた形がとれるのに、立ったらそれができないという筋肉のつりと関節のじん帯の硬さからくる見かけ上のO脚のことである。

O脚の悩みは女性に多いが、エステサロンや整体院に行かなくても家庭で十分効果が出せるのである。

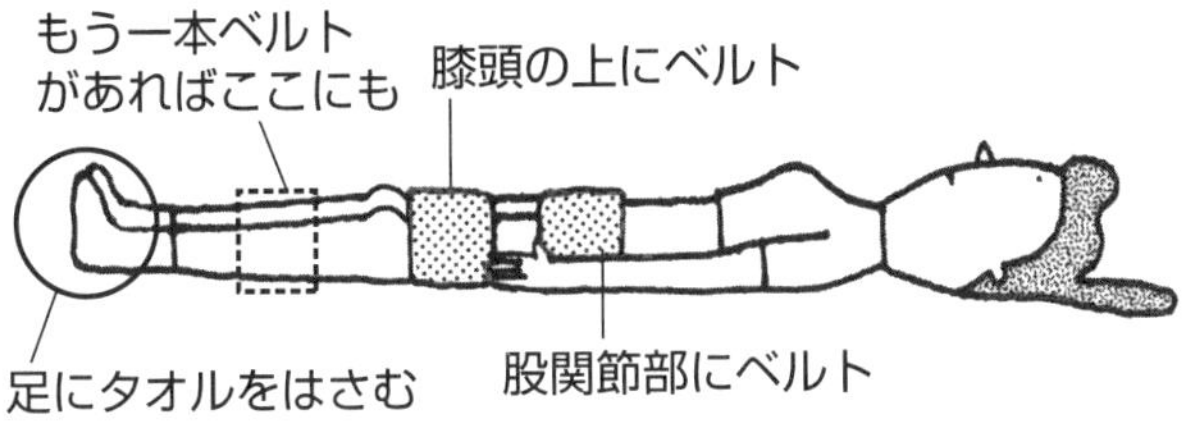

●O脚の直し方

O脚を直すといっているエステなどで、「腰痛はどこまで痛み・しびれがとれるのか、ひざの痛みはとれるのか」聞いてみるとよい。この本に出てくる整体とは、かけはなれている内容であるはずだ。

●やり方のポイント

初めに、真向法（150頁参照）を使ってやってみよう。

①股関節、大腿の筋肉を柔らかくするために真向法第一から第四体操を一日二〜三回おこなう。一回あたり六分の時間をかける。

②第一から第四体操で股関節のじん帯をゆるめ、そして周りの筋肉の柔軟性を高める。

③第四体操は、特にひざの内側の筋肉とじん帯をゆるめるため、立ったとき、ひざ同士がくっつきやすくする。

第四体操は無理をしておこなってはいけない。

真向法を続けてもなかなか関節筋肉がゆるんでこない場合は、腰椎、仙骨などがずれている可能性がある。

つぎの方法でやってみよう。

①足首の内側に、四つ折のタオルを挟《はさ》む。

②大腿骨の下部、上部をともに弾力ゴムで巻き、八分ぐらいきつく締める。

このとき、足首は直角に曲げているのがポイント。自分自身でも太ももの内側を締めるように力を入れたり抜いたりする。終わったら、必ず立ったりしゃがんだりの整理体操をしておく。

そのほかにO脚治療で、仰向けに寝て（仰臥位）ひざを直角に曲げ、つぎに大腿骨を内転させる方法が業界ではあるが、この方法はひざ関節のじん帯を痛めやすいので、当院ではおすすめしない。

足首は、脚を使えば使うほど魅力的な細い足首になる（196頁参照）。それには、

①足首の上下運動とスピードを兼ねて走る。

②バスケットなどのように飛び跳ねるのもよい。
③つま先立ちで踵《かかと》の上下運動をすばやくする。

痔（切れ痔・イボ痔）

肛門の奥行きは約3センチあるが、健康体であれば引きしまっているのが普通である。ところが仙椎2〜4がずれ中枢陰部神経のインパルスが低下すると、肛門周辺の肛門挙筋、内・外肛門括約筋が筋力低下をおこし、肛門が外に盛り上がってしまう。内痔核が腫《は》れて外側に飛び出した場合を脱肛という。

●切れ痔

傷口が完治しないうちに傷口がまた切れてしまうという慢性肛門潰瘍と急性肛門裂傷創の繰り返しで、傷の前後のふちが盛り上がり、肛門下縁にいぼ状のしこり（見張りいぼ）と肥大乳頭が生じる。症状がさらに進むとポリープができ、肛門が狭くなり、かなり痛みをともなう。

肛門が狭くなり裂肛状態になったら、もはや整体の範囲ではない。手術後、二カ月もたてばほぼ快適に過ごせるようになるが、手術前、あるいは手術後であっても骨のずれは絶対に直しておいたほうがよい。痔は仙椎2～4のずれによるもので、手術をしないと、治りかけた裂け傷からまた切れて出血する。その悪循環を繰り返していると、より悪くなっていく。腰椎・仙骨・尾骨のずれを直す。

切れ痔歴一〇年となると、つぎはイボ痔に進行し、イボ痔を何年も続けていると最後は必ず手術をしなければならなくなる。

●イボ痔（痔核）

イボ痔は、疲労とストレスのバロメーターになっている。普段は一応平静を保っているが、仕事が忙しくなって疲労がたまると、大豆大のものが肛門の外に出てきて、その存在を主張し始める。酒を飲んだ翌日もうっ血するときがあるし、「痔の人は、お尻を冷やすな」と昔からいわれているように、体が冷えるとツーンと痛みがくる。

ひどくなると指で押し込んでもまたすぐ「びろーん」と出てくる。これは四度の脱肛である。腫《は》れてもどらなくなっている痔核に下着がこすれても痛いし、血も出る。

便秘したとき、あるいは細くて硬い便や、軟らかくても普通径の便であっても、外イボのあるところからピリッと切れたりすると、重症の方の場合、脳に直接痛みがくる。「ウーッ」といって肛門に手を当ててがまんする。このようなときには歩くのも痛いし、座るのもつらい。

●やり方のポイント

イボ痔の手術後五〇日すぎたら、肛門の周囲を押し、圧してみると、硬く痛いところがあ。そこを十分に押し、圧しておく。当然、仙骨、尾骨のずれをとり、骨盤のずれもあれば直す。

参考までに、疾患部と骨のずれ、ゆがみの関係を述べると、

- 痔なら……陰部神経で仙椎2～4
- 陰部大腿神経は……精巣挙筋の支配神経で腰椎1～2
- 便秘なら……仙椎4～5、尾骨
- 大腸、下痢なら……腰椎2～4
- 排便なら……仙椎2～4
- 夜尿症なら……排尿中枢は仙椎2～4、排尿は胸椎11から腰椎2

●腸を整えるポイント

①朝おきがけに冷たい水などを飲むと胃や大腸が反応し、大腸のぜん動運動が始まる。

②ぜん動運動をしやすくするには、腹部全体を押圧マッサージで軟らかくすればよい。
③ぜん動運動に関係する脊椎は、胃は胸椎4～7、小腸は胸椎9～12、大腸は腰椎2～4である。ひまし油シップなどをやっても物足りないときは脊椎のずれを直す。

＊下痢は腰椎2～4、痔は仙椎2～4、便秘は仙椎4～5、尾骨のずれが第一原因である。当然、ほかの骨もずれていれば直さなければならない。

＊大腸では交感神経は腰椎2～4、副交感神経は仙椎2～4を支配しているので、ここでのバランスを整える。

●骨のずれ・ゆがみと肛門の働きの関係

外肛門括約《かつやく》筋は脊髄神経支配のため、意識的によりきつく閉めることができ、またじっくりとたゆまなく働いていて肛門を締めている。

心臓の筋肉は交互に休んでいるが、肛門の筋肉が休むときは排便のときだけである。

内肛門括約筋は自律神経支配であり、そのため意識的に動かすことはできない。しかし、意識しなくても肛門を閉めていてくれるのが、この筋肉である。

仙骨のずれや骨盤のねじれは直腸や肛門が左右差のある神経支配を受けることになり、排便時の神経支配に影響が出るため、外肛門括約筋と連動する内肛門括約筋が同時に働かないと排便は困難である。

排便しようと、力んでも骨盤底《こつばんてい》の外括《かつやく》約筋と坐骨直腸筋はむしろ緊張したままでゆるめることができず、排便にいたらない。仙髄（仙椎2～4）からおこる骨盤内臓神経（勃起《ぼっき》神経ともいう）に副交感神経繊維が含まれる。尾骨までずれていれば、排便はなおさら困難となる。

肛門がこんな状態では、直腸では太いが肛門が十分開かず、細い便でいくら力んでも、残留物が十分出てこない、神経支配の狂いで自律神経失調による硬い便になる。

下腸間膜神経節の胸椎11～12、腰椎1～4、骨盤神経節の仙椎2～4のずれを調べる。

コラム　整腸によい食べ物

①腸の働きが鈍い弛緩《しかん》性便秘の人は、野菜などの植物繊維をとるとよい。セルロースによる刺激が大腸に働く。
②腸の働きが激しく収縮する痙攣《けいれん》性の便秘（S状結腸でおきやすく、便の通り道が細く縮んでいる）のひどい場合には、腹痛や硬便と下痢を同時におこす

ことがある。痙攣性の便秘には、水溶性の食物繊維であるコンニャクや海草がよい。
次の場合、痙攣性の便秘の可能性がある
・お腹が張るのに便が素直に出ない。
・便が非常に硬くコロコロし、しばしば腹痛や下腹部に不快感がある。
胃や腸、十二指腸などの消化器官は、食べ物（繊維質など）が胃壁や腸壁に触れて、抵抗されると活発に働くので、骨のずれがなく、神経支配が正常に働いていれば食べ物で効果を得ることができる。

下痢の場合は、体に悪いものを食べて腹の中に止めておきたくないので、体のほうが急いで排出して被害を最小限にしているわけだから、これを下痢止めなどで止めてはいけない。

骨盤内うっ血と仙骨のずれ

骨盤内うっ血の治療では骨盤内臓神経で仙椎2〜4のずれをとる。ほかにずれているいる骨があれば当然調整する。治療によって、生理のとき腰や子宮が痛む、前知らせがあるなどの異状がなくなる。

この治療によって、頭がすっきりして、めまい、イライラ、顔のほてり、のぼせ、足や腰の冷え、足がだるく疲れやすいのがとれてしまう。つまり、自律神経失調症・更年期障害のさまざまな症状までがとれてしまうのだ。

家庭でおこなうとしたら下腹部、大腿前面の指圧をすると良い。

立ちくらみ（起立性貧血）は立ったとき下半身の血管が広がったままですぐに狭まらないために、脳へ行く血液が不足しておきる。これは星状《せいじょう》神経節が関与する。**自律神経は血管の太さそのものを調節しているが**、それの不調によって立ちくらみがおきるのである。

自律神経失調症・うつ病

自律神経失調症で怖いのは、自分は疲れ知らずの人間だと思っている人である。四〇代に入って徹夜をしても体が疲れを感じない。ところが、ある日突然倒れ、そのまま帰らぬ人になったりする。世間ではあんな丈夫な人が、というのだが、本来なら、徹夜で仕事をしたら体が疲れてぐっすり眠りたいはずなのである。

自律神経失調型の人は、整体を三回受けて初めて体が楽になってくる。骨の細かいずれが多く、しかも長年ずれていたため、反応が遅い人であっても、約一〇回の治療で体の調子は以前とは比べものにならないくらいよくなっている。

家庭療法として、背中のオイルマッサージと腹部と腰のひまし油温シップ（126頁参照）、そしてバンキー（吸玉）療法（154頁参照）がある。

腰椎と骨盤のずれによる症状

生理痛

生理痛は、子宮をわしづかみされたような、あるいはねじられたような痛みがあり、下腹部の膨満感や重圧感で重苦しく、下腹部痛、腰痛、吐き気などがある。

子宮の前には膀胱、後ろには直腸があり、それぞれの間を結ぶじん帯や子宮円索などによって正しい位置に吊り上げられている。子宮をとりまく筋肉が硬くなった状態では、子宮は硬い座布団に座っているようなもので、神経も緊張し、子宮は正常に働かなくなる。それが生理痛や生理不順の原因となる。

ところが、腰椎、仙骨がずれると、これら子宮をとりまく大腰筋、小腰筋のほかに腸腰筋（腰椎1～4）、梨状筋（仙椎1～2）など骨盤をとりまく筋肉が萎縮して骨盤自体を狂わせ、子宮の位置がさらにずれて、子宮が変形してしまうのだ。

●直し方のポイント

①子宮の血液循環をよくするには、骨盤神経（仙椎2～4）のずれを、冷え性には仙椎4～5、尾骨のゆがみを直す。

②腰椎、仙椎のゆがみ、仙腸関節を直すと翌月から生理痛が楽になり、生理の周期が正常になる人もいる。普通は一〇回以内の治療で症状はとれ、その後何年も治療しなくてよい。

重症者の場合、治療していると下腹部に痛みが出たり、赤黒い血のかたまり（瘀血《おけつ》、ふる血）が出ることがある。これが好転反応で、二、三カ月間はこのような症状になることがある。これをすぎると体は楽になり、すっきりしてくる。

生理時の出血が、鮮紅色になってくれば正常といえる。

生理予定の二日前に治療を受けても、治療後すぐに来る人もある。それは、出血への過程がスムーズになるからである。

腰椎・骨盤（仙骨、尾骨、寛骨）のずれにより**不妊症**・性交痛がおきる場合がある。

●夜尿症　仙骨2～4

四歳すぎても睡眠中にお漏らしすることを夜尿症という

・やり方のポイント

①夜尿症は仙椎2～4、排尿中枢、骨盤内臓神経は胸椎11～12を中心に、そのほか全体的な骨のずれをとる。
②仙骨のずれは、二指と三指の指紋部で仙骨の中央の山がどちらに行っているのか、他の山と比べて浮き上がっていないかを調べる。違っていればその山がずれていることになる。
③ずれている仙骨は大人の手（約一〇歳以下の場合）、足の母指（中学生以上の場合）を使ってねらった仙椎のみを直す。力の強さがある程度必要である（59頁仙骨矯正法参照）。
④症状の程度として、月に四回治療する人と二〇回の人では当然治り具合（治療回数）が違

う。治療過程で失敗回数が減っていくということである。

※症状の程度と年齢によって治療回数は違ってくる。たとえば、仮に一二歳の小学校六年のときに治療を受けるのと、二〇歳になってから治療を受けるのでは、骨がずれてからの年数がすでに違うので治療回数も違ってくる。この治療は、早ければ早いほど少ない回数で良い結果を生む。

※よく見かける仰向けに寝てひざを立て、つぎにおしりを上げて足をけり、お尻をドスンと落とす方法では、一週間毎日おこなっても一〇〇人に二人ぐらいしか効果が出せないであろう。これではずれた骨を矯正していることにはならない。

●尿失禁・性交不快　仙骨2～4、骨盤矯正

●男性の射精のメカニズム

射精は、射精中枢（交感神経）の腰椎1～2と仙髄、そして勃起神経（副交感神経）の仙椎1～4、また視覚や聴覚からの性的刺激（性的勃起）も関係する。

脳卒中・脳挫傷

脳血管障害は一般的に脳卒中といわれている病気で、脳の障害状況により脳出血、くも膜下出血、脳血栓、脳梗塞に分けられる。すべって転んで、運悪く頭を打ったり、また交通事故による脳挫傷でくも膜下出血をしたときもここに含める。

最近はＭＲＩ（コンピュータによる画像診断法）によって脳血管がはっきりと撮影することができるようになったので、救急車で一刻も早くＭＲＩのある脳外科にいかれることをおすすめする。なぜならば、脳卒中とか心臓病は、発病してから約一二時間以内、できれば約六時間以内が勝負だからである。

脳出血であればその場所と出血の量がわかるし、脳梗塞であってもその場所がわかる。

●脳血管障害とマヒ

脳出血患者にみられる運動マヒは手指の運動障害、歩行障害、運動機能障害がある。また感覚障害としては、手足のしびれが残ることがある。マヒ側の顔半分の感覚が鈍く、舌がマヒ側に曲がり、言葉が不鮮明になって、マヒ側の口角が下がり、よだれが出る。嚥下《えんげ》障害があると、気管支に水とか食物を詰まらせてむせる。

脳の指令は、大脳皮質と皮膚や筋肉をつなぐ神経が脳の延髄で交差して反対側へ移るため、左の脳に出血がおきると右半身がマヒし、言語障害が出る。

脳は左右で働きが異なり、左脳は言語能力・分析思考・論理を組み立てるなど、また右脳は芸術への感性やイメージ・直観・創造能力などおもに感情に関したものを受け持つ。だから脳出血をおこした後は、感情障害として精神的に不安定でうつ状態になったり、無反応、あるいは逆に興奮したりして感情を極端に表現するようになる。

●寝たきりになったためにおこる二次的障害

脳出血の場合、一週間もすれば出血した血液の塊は解けて吸収され始め、約一カ月で血液の固まりは吸収されて、周囲への圧迫もなくなっている。

脳梗塞の場合は脳に浮腫（むくみ）がおこる。冷えとむくみ対策として吸玉治療器（187頁参照）がたいへん役立つ。

脳出血、脳梗塞ともに、最初はまったくの半身不随であっても、一カ月もたてばある程度回復して、手足を動かせるようになっている。

この時期は手足をとにかく使い始める訓練をする。筋肉は使わなければ廃用性萎縮をする。寝たきり状態になると、ボケ、失禁、床ずれの三悪に見舞われ、衰弱も早い。

少しでも回復し車椅子に座る生活になれば、本当の寝たきり生活と比べて行動範囲が開けてくる。車椅子に乗って外へいけるようになれば、寝たきりの味気ない生活から脱出でき、自分の世界が開けてくる。

床ずれ予防は、何よりも時々上半身をおこしたり、寝ている状態での向きを変えるように心がける。

左の脳に出血がおきると障害が大きいといわれる理由として、右半身のマヒ（字を書くこと、箸《はし》を持つことが難しくなるなど）と、それ以外に言語障害がでるので意思の疎通《そつう》が難しくなる。ノートにマジックで書いた「あいうえお表」で指さして、意思の疎通をはかったりする。いいほうの手の側に患者用のサイドテーブルを持ってくると、時計、スプーン、ティッシュなどの物がとりやすい。言語障害は、言語中枢が脳の左側にあって、これがやられるためである。患者に意識があろうとなかろうと、患者に話しかけ、脳に刺激を与えるようにするとよい。

●床ずれ対策

発病後大事をとりすぎて長期間寝たきりを続けると、筋の萎縮・硬縮（腕、脚が細くなる）、関節運動の制限（関節が固まる）、床ずれ、起立性低血圧（めまいがする）などがおきる。これらは、寝たきりになったためにおこる二次的障害といえるので、発病後七日がすぎたところで、医師の同意を得たうえで、介護者による関節運動を始めるとよい。

このころより、手足の機能も徐々に回復していく（注＝回復の初期はたいへん疲れるので、患者側に合わせる）。始めは手足がわずかに動く程度であるが、意識して毎日動かしていくと二〇日もたてばだいぶ動かせるようになる。指・手首・足首・ひじ・ひざの曲げ伸ばし運動、腕の上げ下げ、脚あげ運動をすることによって、手足が動くようになるが、しびれ感が残っていてまったく不自由なく、というわけにはいかない。

蒸しタオルなどで体をふくということは皮膚呼吸を助けるということで、ベッドに寝ている人にとってはたいへんいいことである。完全看護であっても、時間を作って家族が体をふいてやれば精神的な支えにもなる。片言の話、あいうえお表による意思の疎通がはかられる。患者は涙ながらに喜ぶ。

寝たきりの人はじっとりとした汗や失禁のせいで体がとても汚れやすい。汚れた体のままでいると、人間としての尊厳もなくなってしまうし、健康上もよくない。

体をきれいにしてもらえることよって、気持ちが落ち着く。髪を洗ってもらった、手足、背中などをふいてもらった、風呂に入れたもらったなど、必要なときはお世話をしてもらえる安心感が病気の回復を早めることになる。

床ずれは仙骨の上の皮の薄いところ（おしり）におきやすい。床ずれができると、まず、皮膚の色が紫赤色になってくる。早めに患部を**蒸しタオル**（１４９頁参照）でふいて血液循環をよくしてやる。病院の廊下に清掃用の蒸しタオルがおいてある。病棟にある洗面所から洗面器、バケツなどにお湯を汲んできてタオルでふいてあげる。

一日二回の全身清拭のたびごとに手足の関節運動をする。**オイルマッサージ**（１３３頁参照）、痛みを感じさせない方法で体位変換（時間があれば一時間ごとでもよいが、長くても三時間おきにはしたい）などで床ずれの予防をはかる。**吸玉**で血液循環をよくする。完全看護で付き添いはできないから、面会時間内で以上のことをするとよい。

「完全看護だから、医者にすべてをお任せする」のではなく、患者のために今すべきことを家族の者がしてやることが大切である。発病して一週間から三週間の看護がいちばん疲れるが、やればやっただけの価値は十分返ってくる。手間ひまを惜しんではいけない。看護する側は交代でおこなうとよい。とても一人ではできない。毎回二人で行くようにするとよい。二〜三週の終わりころになると、体位変換が患者自身でできるため、一人でも看護ができるようになる。十分な休息をとって看護をしないと自分が倒れてしまう。周りの協力が必要である。

●嚥下《えんげ》障害

脳出血患者にみられる運動マヒは手指の運動障害、歩行障害、運動機能障害がある。また、感覚障害としては、手足のしびれが残ることがある。マヒ側の顔半分の感覚が鈍い、舌がマヒ側に曲がり、言葉が不鮮明になる、マヒ側の口角が下がりよだれが出るなどの症状がある。

嚥下障害があると、気管支に水とか食物を詰まらせてむせる。

嚥下がうまくいかない人には「朝のみそ汁、一口食べてみたい、飲んでみたい」となる。食べられなくなったとき初めて出る言葉が「一口食べたい」である。食べることは人間の大きな楽しみで、人間の基本的な欲求なのだ。食べ物が喉に通るようになったとき、初めて心の底から感謝の気持ちがわく。

●食事介助

いちばん飲み込みやすい食べ物はなにかを考えて口に入れる。お粥《かゆ》をそのまま、お粥とみそ汁をブレンドしたほうがよさそう、どろっとしたほうがよければおかずを混ぜてとか、いろいろ工夫をする。もとの味を損なわないようにきざむとよい。ミキサー食では味気ない。

脳卒中などの病気をすると喉もマヒして、水分をうまく飲めないことがある。こういう人は半流動食（プリン、ゼリー、ヨーグルトなど）で水分を補ったり、むぎ茶など飲み物に**ゼラチ**

ン（192・220頁参照）をといて、（片栗粉なども利用して）とろみをつけてとるとよい。水っぽい食べ物など水分でむせるような人でも、どろっとしたヨーグルトならむせずに食べられる人もいる。

寝ながらものを食べると気管支に入ってむせやすいので、ベッドで上半身をおこしたり、椅子に座らせて食べさせてあげるとよい。

寝おきでは食欲が出ないから、食事の少し前に上半身をおこしてもらうとよい。つぎの段階として、ベットから脚を下ろした座位（座った姿勢）にすることが大切である。車椅子への足がかりをつける。

寝たきりではなく、座れるようにして快適な生活ができるようにするのが基本である。

●体温調節機能の低下に苦しむ

脳卒中の発病後、いっきに体の適応範囲が極端に狭くなっていることに気づく。病室のほかの人達はだれも「寒い」といわないのに、脳卒中の人は病室の温度が二〇度以下（冬場では快適温度）では寒いという。「頭が、手が、脚が寒い」という。吸玉（154頁参照）をかけると血液の循環がよくなり、「吸玉をしてもらったから夜中寒くなく寝られた」と喜ばれる。吸玉をしなかった夜は寒い寒いといって寝つけなければ、疲れもとれない。吸玉に感謝である。

ほかの療法では、このような効果は出せない。なぜならば、吸玉によって皮膚表面下一・五センチの血行がよくなるからだ。

●便秘にならないために

ふん詰まりではお腹が苦しいので、看護婦さんにお願いして便を出す（摘便《てきべん》という）。ふん詰まりは食欲にも影響する。口から入れたものは便として出す。食欲はその人の生命力の強さである。入院生活でおいしく食べられることが、ひとつの楽しみである。歯で硬さを楽しみ、舌で味わう（味覚を楽しむ）。適度な運動量（上半身をしばらくおこしておいたり、指先の運動など）によって、腹もすいてくる。待ちに待っての食事はおいしい。そのようなときに「ご飯がおいしい」といえる。リハビリをやる気にさせる一つに、食欲（体にパワーを入れる）がもとになっている。すぐ疲れてしまうようでは、リハビリもままならない。

バンキーをかけるとか、オイルマッサージをすれば疲労回復をはかれるし、便秘も防ぐこともできる。そうすればリハビリへの取り組み方が違ってくる。疲労回復ができた体でリハビリをすることができる。

この違いは大きい。おいしく食べられれば、運動をする意欲も出てくる。面会時間のときに夜食を運んだり、体をふいてやって、人とのつながりを持つとよい。話を聞いてもらいたいのだ。回復の度合い（例えばスプーンが持てるようになったなど、変化してきたこと）を患者自身に認識させ確認させるためにも、看護側の観察は必要であり、よだれが前より垂れないようになったなど、改善されてきていることを話す。

●着替えの順序

着替えの順序として「着るときは、最初にマヒ側の袖《そで》を通す。脱ぐときは最後にマヒ側を脱ぐ」。

冬場の病棟で「足が冷える」といったら、靴下を履かせるが、足の血行不良をおこさないために、わざと靴下のゴムが伸びきったものを履かせる。そのほかに、紙おむつの状態であるから、ももひきの脚の付け根で切り落とした即席の「脚巻き」を寝巻きやパジャマの下に履かせると、脚が温かくて喜ばれる。

「頭が冷える」といえば、防寒用の帽子などを病室内でもかぶる。片手でも帽子をかぶれるように工夫（合羽・フード式）をするとよい。前あきのシャツにフードをつける。これなら本人でも片手でできる。

家族が他動運動をする場合、「これをしておかないと関節が固まってしまい動かせなくなってしまうから、今やるのだよ」と、運動をやる目的を説明しながら手足を動かしてやると、患者が安心して体をまかせるようになる。ひざが伸びたままでは、椅子にも便器にも腰掛けられなくなる。

●一刻も早く吸玉を

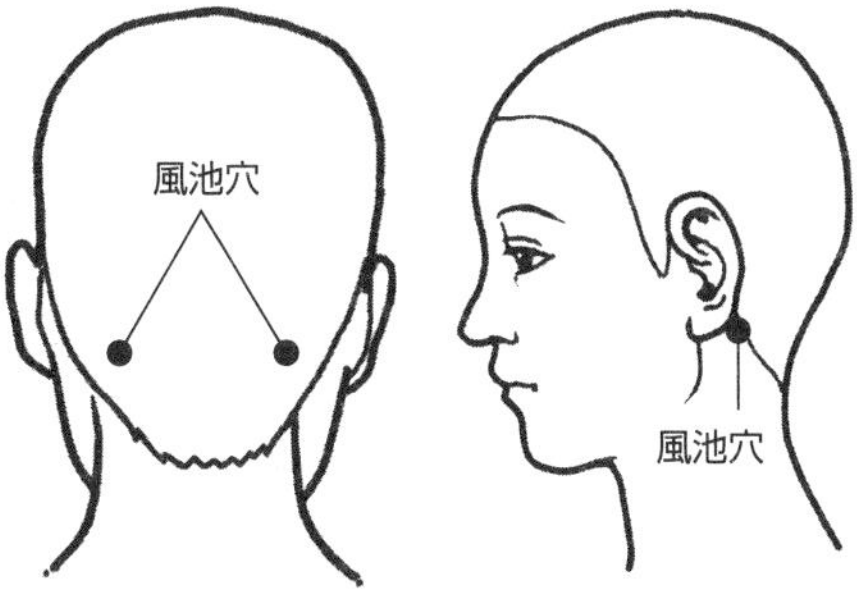

家族の中でも多少意見が分かれるかもしれないが、入院までに風池などから瀉血《しゃけつ》をして瘀血《おけつ》をとり出せば、予後の回復は非常によい。

吸玉を勉強された方なら、救急車が到達するまでの時間を逆算して、つぎの処置をとるとよい。バンキー（吸玉）で風池（胆経）などのツボの位置から刺激し、バンキーで吸引して瘀血を集めておいて、瀉血をする（家族の方が瀉血をする分にはまったく問題がない。厚生労働省も認めている）。

脳出血の症状が出たとき、これらの知識を知識だけでおわらせるのではなく、腹をすえて、こういう状況のなかで実践できれば、予後の回復がまったくちがってくる。

老人を抱えた家族は、年に一回はバンキーによる脳卒中の手当ての仕方を練習しておくとよい。

病院に入れば、集中治療室（ＩＣＵ）で、家族の付き添いも看護もできない。手術等を含め状況が安定して、一般病棟に移るまでバンキー（吸玉）がかけられない。一般病棟に戻ってからは、手足にバンキーがかけられる。

皮膚に濃い色素反応が出るが、五日すぎたころには、新たな色素反応が出なくなっている。

・発作後、病院での診断がついてからの手当てについて

①脳卒中の発作後、早い時期に耳の後ろ〈風池〈胆経〉は脳卒中の最大の治療点〉より瀉血《しゃけつ》治療をおこない、瘀血《おけつ》の蓄積を避ける（バンキー療法参照）。

・一般病棟に移ったらバンキー（吸玉）療法

手足に吸玉をかけることによって、マヒ側の手足が温かくなる。

「手足が冷たくて痛い」といっていたのに一日目からいわなくなる。病室でも手動式の吸玉なら使える。順次、圧をあげていく。

痛む部分とかゆい部分、しびれる部分を集中的にかけ、それを毎日する。次頁の吸玉カップはガラス製ではないので病室で扱いやすい。

※写真の手動式吸玉健康器は、当院取り扱い商品です。

・発作後一〇日をすぎたころから

①マヒした手足のオイルマッサージを各三～五分ずつおこなうとよい。

・座位がとれるようになったら（一四日後ぐらい）

①バンキー（吸玉）療法

手のひらから肩まで、足の裏からでん部まで、背中、お腹（ここは軽い圧でおこなう）に吸玉をかける。部分的に赤黒いあとがつくが、痛くないし、五日ほどで赤黒いあとは消える。

②腹部の指圧をおこなう。

腹部の指圧は便通をよくするので座位または仰臥位にして、使えるほうの手で自分でおこなう、もしくは仰臥位で人にしてもらうとよい。

③腕、脚の筋肉の硬縮・萎縮を防ぐため、二〜三分間、関節の曲げ伸ばし運動をする。

指を動かしたり握力をつけるため、クルミや小さめのぬいぐるみなどを握らせる。はじめは手を開く・閉じるだけの初期訓練をする。しだいに負荷をかける。物を掴む腕の力をどこまで回復させられたかによって、その後の生活レベルが違ってくる。握る訓練を努力すれば、もとの力の二分の一まで出せる。また、ぬいぐるみはベッドにひもをつけて縛っておき、時々それを握る訓練でもよい。

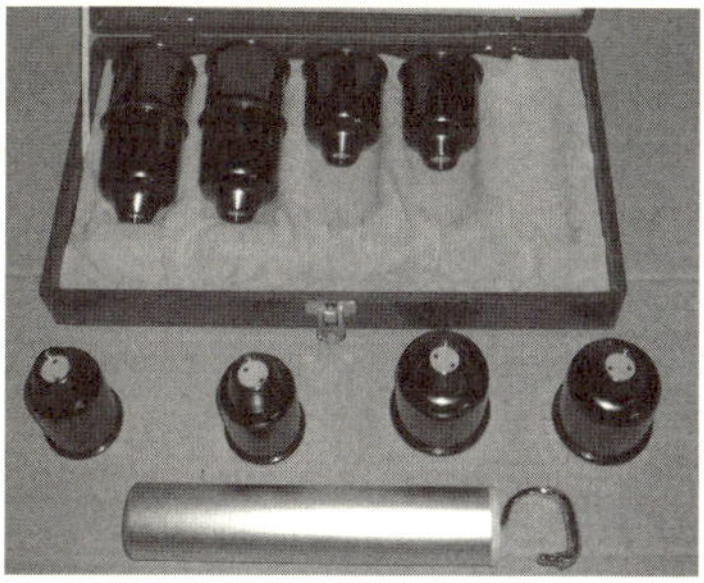

●手動式吸玉健康器
内径4.5センチ８個、3.5センチ２個　吸引ポンプ付
説明書付・着払い
価格は電話にて。

・トイレまでいけるようになったら

主にバンキー療法、真向法をおこなう。

バンキー療法は手足・背中、お腹だけではなく、頭にも吸玉をかける。男性なら、バリカンで髪をスポーツ刈りにすれば吸玉の吸い付きがよい。頭も軽くなって喜ばれる。場所によっては赤黒いあとがつく、吸玉をはずしたあとはこぶのようになることもあるが、三時間もすると元通りになっているから心配ない。

普通なら考えられないことだが、事実である。また短時間ならあともつかないし、こぶもできない。

しばらくはあとがついてもいいから治療効果を優先するかどうかは患者本人が決めることである。

ピーナッツオイルとオリーブオイルを半々に混ぜたオイルマッサージもよい。

・自宅に帰ってきてからの家庭療法

①オリーブオイルを大さじ一杯、寝る前にたまに飲む（便通をよくする）。

②時期を見てひまし油のシップもよい（便通）。

③老年になると血管が硬化してくるのは、血管に脂肪・コレステロールなどがつくからであ

る。動脈硬化をとるには三日間リンゴ断食を三回以上してみるとよい。

・整体師による脊椎の矯正を合計五回ほど受ける

自分でできるところは自分でする。腕、脚の筋肉の硬縮を防ぐための運動や歩行の練習は積極的におこない、できれば一椎一椎矯正してくれる整体師に骨のずれを直してもらうとよい。

●リハビリ期間中の注意

リハビリ期間中、マヒ側の手足に感覚がないので、危険をさけるため、目で確かめるくせをつける。

感覚がない（温度覚、痛覚、触覚、圧覚、位置覚など）とは、やけどをしても痛くも熱くもない、けがをしても痛くもないことである。

また感覚がないと二つのことが同時にできない。例えば、よそ見をすると手につかんでいたものを落とすなど、感覚のない人は、触覚からパルスが来ない。持続的に握り続けろという脳からの指令が来ないので、目が離れると手からものを落としてしまうのだ。

リハビリの初期にはマヒの手足はすべての種類の感覚がないので、どこに手足があるのかわからない。手足の位置がわからなければ、バランスがとれないので目で追い、力をかけ続ける。マヒ側の足では感覚がないため、重心がわからず、また力のかかった方向がわからない。初期は、足裏に何も感じないので不安定感（足の裏が圧しているる感覚がない、触角・圧覚がない）を経験する。中期になれば厚い靴下を二枚重ねて歩くときの感覚ぐらいにはなる。

手足の感覚を得るために感覚のない手足を刺激して、そこからの刺激が脳に到達すれば、手足の感覚が戻ってくるようになる。つまり脳の配線を新たにつくるために手足から刺激を送り続けるのだ。

後遺症を残さないためには、早い時期（七日目あたり）から、手足から脳に刺激を与える一方で、常に関節を動く状態にしておくための関節運動をする。

この時期になったら（一〇～一五日ころ）頭の髪を切り、吸玉をかけたり、オイルマッサージをするなど、家族だから思い切った看護ができる。

この時期にやらなければ取り返しのつかないことになってしまう。きっと後悔するようなことになってしまう。患者のためによいと思ったことはすべてするとよい。

筋肉の萎縮をとり、リハビリによって脳の神経回路がつながれば筋力も回復させられる。関節の硬縮を早くとり、筋肉の萎縮を同時に治さないと、脳からの力を出せという指令が来ても手足の関節が固まったままでは動かしようがない。

今までの医学では、脳の「組織」は一度壊されると二度と回復しないといわれていたが、研究の結果、壊された組織の周りの細胞が活動しはじめて、壊された組織の代わりをするようになることが最近わかってきた。

このためには訓練と脳神経に刺激を与えることが、機能回復への近道につながるといわれている。

●家族がおこなえる看護

①リハビリ開始直後の患者は、手足がほとんど動かせない状況の中で、思うようにできないリハビリ治療に心理的に落ち込んでしまうので「始めは誰でもそうである」と励ますとよい。

②床ずれ対策として、蒸しタオルでふく、オイルマッサージ、体位変換をおこなう。

③肩の筋力がないから肩関節が下方にずれやすいので、これの修復方向へ運動をさせる。三角巾で常にマヒした腕を吊るしておけば、永久的に動かせなくなってしまう。マヒした腕を持って動かしてやるとよい。

④運動をする場合、「自分でトイレまで行きたいでしょう？　椅子に腰掛けて食事をしたいでしょう？」などと運動の目的を説明しながらやると、患者が安心して体をまかせるようになる。

⑤着替えの順序は184頁参照。

⑥毎日便通があるようにする。それには食事療法が大事である。また腹部の指圧も有効である。食べ物を誤嚥《ごえん》（誤って飲み込む）し、それがきっかけで肺炎をおこし、発熱することがあるので注意したい（181・220頁ゼラチン参照）。

⑦家族の看護を楽にし、患者の回復を早めるのに有効な器具を利用するとよい。

コラム 便秘の原因とその影響

便秘の原因は、ほとんどの場合、体の同化に応じる酸性にある。ほかには脊椎のずれからくる場合がある。ストレスや緊張状態、口論、怒りなどは胃から十二指腸一帯を酸性にさせる。胃の中に過剰な酸が残っているとリンパの働きが低下し、肝臓を不活発にさせる。正しい消化と同化作用も低下する。これが正しい排泄に使われる力を低下させる。

腸の消化不良、異常発酵が続けば、ついには便秘となる。便秘に結びついているのが、頸椎、胸椎、腰椎におけるさまざまな圧迫とずれである。

・便秘のもたらす影響

毒素が循環器系（血液やリンパ）に再吸収されると肝臓機能低下、腎臓機能低下をおこす。

そのほかの排泄経路として肺と皮膚までも影響を及ぼす。口臭や呼吸障害、肌の障害などがおきる。

原因のわからない症状を整体で視る

首の疲れ

頚椎2〜胸椎7

仕事でデスクワーク、土木作業、あるいは勉強などで首を前屈させたままの姿勢を長時間とり続けると肩が張ってくる。時折休憩を入れるとよい。

すでに頚椎2から胸椎7までが複雑にずれている人の場合、首を前に出した姿勢をとり続けると、頭を支える肩・背中の筋肉に負担がかかりすぎて、すぐ「首が疲れる、肩がこる」ということになる。

頸椎2〜胸椎7のずれを直したあとは、筋力が弱いわけではないのだから、みんなと同じように十分負荷に耐えられ仕事ができる。

骨の位置がずれることによって、同じ仕事をしても人の二倍も仕事をしたように体はくたびれ、しかも疲労の回復は二倍かかる。骨のずれを直さなければ、元気な体にはなれない。

こりを感じない筋肉の硬縮

有名なスポーツ選手が急に倒れたり、あるいは高校生が授業でのマラソン中になくなったりする新聞記事を目にする。そこには急性の心不全と診断されていることが多い。

これはこりを感じない筋硬縮が問題で、体が疲れを感じないのである。心臓などの臓器は自律神経が支配していて、自律神経が失調しているため、筋肉の硬縮状態に陥っても疲れがわからないのだ。自律神経の働きを正常にするには、脊椎のすぐ脇にある**神経節の調和**をとることがなによりも大切なのである。そのためには心臓の中枢神経（頸椎5〜胸椎5）の調整とオイルマッサージ、ひまし油シップなどがよい。

筋肉の硬縮

●足がつる（コムラ返り）　腰椎5〜仙椎2

運動中、あるいは睡眠中に足がつる（ふくらはぎ）のは、腰椎5〜仙椎2がずれているからである。このずれを整体師に直してもらう。週五回もつっていたのが一〜三回の治療で終わりだ。夜中に足がつらなくなり、五年以上は再発しない。これがほんものの整体である。

対症療法としては、毎日朝、昼、夜、寝る前に五分間のストレッチで、アキレス腱にそって筋肉を伸ばせば、その晩から足はつらなくなる。ただし、毎日おこなう必要がある。なぜならば、骨のずれを直していないので、元から治したことにはならないからだ。誤った筋肉の硬縮指令を断ち切っていないのだ。家庭療法では永久に「治った」といえるまでにならない。

患者に「毎日ストレッチをしなさい」などとすすめる整体師の技術はどの程度なのか、ということになる。

●アキレス腱断裂　腰椎5〜仙椎2

筋肉の両端にある骨に付着した腱は、筋肉が縮むほど伸ばされる。筋肉が硬宿している状態で引っ張られると腱の一部または、全部が断裂する。普段からふくらはぎが硬い場合は、まず腰椎4～仙椎1のずれを直す。そのほかオイルマッサージで下腿の筋肉をゆるめる。

手首・足首の拡がり

指・手をよく使う職業の人の手首（より少し上の関節、橈骨と尺骨の間・口絵参照）は疲労により関節が拡がりやすい。腰・ひざの悪い人は足が疲れやすく、また、足首（脛骨と腓骨の間）は拡がっていることが多い。手首・足首の締めの矯正が必要である。

昔の人は脚半《きゃはん》をはき、現代では、収縮性のあるサッポーターを使って、疲れると関節が広がるのを防いでいる。足首が太いのは、足首の少し上の関節が拡がっている場合もあるし、運動不足が原因で皮下脂肪がついている場合もある。

運動不足で足首にぜい肉がつくと、足首の血管、リンパなどがを圧迫されて足自体もむくむ。また、高齢になると、年齢からくる老化現象による腎機能低下によって下腿（ひざから下）がむくむようになる。

足首を細くするために、足首のストレッチングをする。引き締まった足首をつくるには、つま先やかかとの上下運動（五分から一〇分の運動）が効果的である（164頁参照）。

つまずき・ふらつき

足を運ぶ筋肉は、太ももを後ろから前にひきつける筋（腸腰筋、大腿神経、腰椎2～4）と、これに拮抗する筋（大殿筋、下殿神経、腰椎5～仙椎2）の二つに大別される。

このうち足の運びを主動するのは腸腰筋で、疲れてこっていると引きつけが不十分でつまずいたり、ふらついたりする。一・五センチほどの段差でつまずくのも腸腰筋が硬く伸び縮みが少ないからである。つまずきに関していえば、腰椎のずれ、足関節のずれ・硬さ、ひざ関節、骨盤の変位も視て骨の直しを入れる。

不眠・睡眠不足

人間の神経は、昼間は交感神経が主に働き、緊張と収縮を繰り返している。そして夜は副交感神経が主に働き、弛緩《しかん》と拡張を繰り返している。健康体であれば、夜は安らかな眠りに誘われる。

交感神経の緊張、疲労が極限に達すると、人間は眠れなくなる。眠ろう、眠ろうとするがぜんぜん眠れない。整体を受けると自律神経の調和がとれ、その晩はぐっすり眠れる。

深い眠りが得られれば、それだけで体は休まり疲れがとれる。

健康を保つ上で、睡眠は大切なことである。深く眠れないのは首のこわばりがあるからである。

寝つけない、睡眠が浅い、夜中に目が覚めトイレに何回も行くのは、首・背中の筋肉がこっているからで胸椎11〜仙椎3のずれを直すとよい。ほかの骨もずれていれば当然直す。まず腎臓に問題がないかを調べるため、首と腰のこわばりを視る。特に首と上部胸椎部のずれを視る。家庭療法ではオイルマッサージで筋肉をゆるめ、神経節の調和をはかる。

整体で骨のずれを直す方法がもっとも速効的で、持続性があることはいうまでもない。

眠りから覚めたとき首、背中、腰などの筋肉がこわばっているのは異常である。朝おきたときに筋肉がこわばっているのは細かいずれがたくさんあるからである。

体の冷え対策

夏には冷えすぎた冷房、冷たいビールなどを飲みすぎて体を冷やすことが多い。ところが体は脳と心臓を除いては冷えるのを好まない。特に内臓は冷えから機能低下し、調子が悪くなる。

老人や体液循環の悪い人、半身不随など障害のある人は、少なくと体を外からも中からも冷やさない工夫が大切である。**体を冷やすことで痛みを感じる。**

特に六〇歳をすぎたら外からの冷え、特に肝臓・腎臓を冷やさないで、むしろ温める工夫が必要である。肝臓に対応するひじや、腎臓に対応するひざ、足の裏、足首などを保温用のサポーターやソックスで保温する。そのほかの養生としては、手、手首、ひじ、肩、首（のど）、耳を保温するとよい。夜間、クーラーをつけっぱなしで腰を冷やし続けない。腰鈍痛、腰張りになる。

冷凍食品の前に来ると、片ひじだけ痛む、片ひざが痛むという人がいる。それだけ冷風は体に悪いのだ。暑い夏には家庭やオフィスでたっぷり冷やされるので、長袖の衣類をはおったり、ひじやひざにサポーターやタオルを巻いたりソックスをはくなど、冷房の風で肌を直接冷やさないようにする工夫が必要である。

●家庭でできる療法

冷えを元から治し血行をよくするには、脊椎を整えればよい。そうすればひじなどに痛みがこなくなる。

対症療法で家庭でやるならば、蒸しタオル（電子レンジで蒸してもよい）（149頁参照）で患部を温めるひじの温浴で肝臓や頭脳の疲労をとり、足浴、ひざ浴で腎臓の疲労をとれば、手当てになる。ひじ浴、足浴などは、手・足の末端にいった血液・リンパの循環をよくする働きがある。

肝は目・腎は耳

肝臓が疲れると肝臓の裏側にある背中の筋肉を緊張させるし、また神経の不調をつくる。問題は筋肉が緊張し続けている日数にある。長時間の緊張により胸椎8〜10のずれをおこすことになる。

そして、また肝臓の疲れは目に異常をきたす。

ほかにも内臓からおこる目の異常として、高血圧、糖尿病、動脈硬化などからの原因があげられる。

また「腎炎の患者から扁桃腺炎や中耳炎を発見することがある」といわれるように、扁桃腺炎や中耳炎を軽く考えないで、十分な処置をしておかないと腎臓に発展する場合がある。扁桃腺炎の再発が多いとリウマチになる可能性もある。

年齢を重ねると腎機能が衰えてくるので、耳の冷えから体の具合が悪くなることがある。冬の明け方におこりやすい頭痛は耳の冷えからで、それは腎臓が冷えるからおきる場合が多い。冬場は毛糸の帽子や耳あてで耳をおおい温めるとよい。

腎臓に関係した足の裏、足首、ひざを保温する。足を冷やすと腰に鈍痛がくる人がいる。

酒と痔の関係

「痔にはアルコールがよくない」とよくいわれるが、これは飲酒（晩酌）によって翌朝から肛門部のうっ血がひどくなっているのが本人にもわかり、その日は一日中、患部のうっ血状態が続くからで、体験的に出た言葉である。

しかし、仙骨、尾骨のずれが正常範囲内にあれば、酒を飲んでも肛門部のうっ血はない。逆に仙骨・尾骨のずれがあれば、普段でもうっ血をつくり、それに酒を飲んだりすればさらにうっ血する。

第四章

「医食同源」を実践する

健康によい理想的な食事

肥田式強健術に学ぶ粗食のすすめ

『肥田式強健術』とは、肥田春充《ひだはるみつ》（明治一六年・西暦一八八三年生まれ）によって創始された独特の心身鍛錬法である。

春充はこの鍛錬法によって筋肉、内臓、皮膚を壮健にし、気力、体力、精神力をパワーアップさせた。そして自分自身の心身を改造し、強靭な肉体と精神力につくり変えた実践家である。

正中心という肥田式強健術で鍛錬することによって、へその下にある**丹田《たんでん》（エネルギーをためてあるところ）から気力・体力のエネルギーを引き出してきた**のである。

春充は生まれつき強い体質ではなく、一八歳まで学校へ行くこともできないほどの虚弱体質であった。

ところがわずか数年で、虚弱体質を強靱《きょうじん》な体に改造させた体験の記録が出版されるとたちまち話題になり、当時の天皇の目にもとまるという栄誉もあり、明治末から大正時代にかけて、『肥田式強健術』はたいへん流行《はや》ったのである。

正中心という独特の鍛錬法は、余分な力を使わず、一つの筋肉に力を加えることにより、柔道や剣道をやってもたちまち上達して免許皆伝をもらうのだが、何よりも春充の鍛えられた男性的な肉体美から生命エネルギーがあふれていて、見るからに健康体であった。

正中心という独特の鍛錬法によって、脊椎の不揃いは整っていったのであろう。

心身を強靱なものにした春充は、感覚がとぎすまされ、大自然の動きが感知できるようになり、そのことにより食事は淡白なあっさりしたものを必要とするようになった。

玄米と味噌汁と香の物ぐらいがいちばんおいしいといい、生漬の香の物と生煮えの野菜の味噌汁などをもっとも要求するようになったのである。香の物は発酵食品であり、生野菜からは酵素が働き、ともに細胞を活性化させる大事な要素である。それが今から百年前におこなわれていたことに注目したいのである。

●春充の一日の食生活

春充の朝食は玄米か麦飯を軽く一椀、副食には味噌汁と、タクアン（発酵食品）か梅干（アルカリ性食品）であった。玄米は種子食で栄養価は高い。それを少食でとるのである。味噌汁には鰹節さえ入れなかった。魚といえども、動物性のたんぱく質は体が要求しなかったからかもしれない。

朝食をとらない日もよくあった。とらないことにより胃は休まり、腸は体内に産出されたカス（老廃物）を消費、排泄し、腸内清掃ができるのである。

朝食をとらないと昼食時には猛烈な食欲が出る。ところが、このときも腹八分にとどめていた。夕食ももちろん腹八分である。

晩年の春充は、一晩水に浸して少しやわらかくなった玄米を、そのまま生で食べていた。さらに最も理想的な方法は、数日水に浸しておくと、玄米が発芽をはじめる。この発芽玄米は、特に生気にあふれた完全食となり、一食に小さじ四、五杯をとるだけで栄養は十分とれる。

それに少量の緑色野菜ならば、一回に、二葉か三葉でよい。野菜の代わりに野草でもよい。**葉緑素は血液をつくる**。それに酸素を含んだ生水がよい。

春充は玄米と緑色野菜、そして生水で最高の健康体を保持しつづけ、みんなのために役立つ健康法を実践していた。

春充の食べ物、食べ方は自然に食養生になり、そして長寿につながるのである。

●少食健康法

健康法の基本は少食である。少食であればあるほど栄養価に富んだ食品を選んで食べる必要がある。肥田式強健術は**身体の鍛錬**と合わせて**食養法をとり入れた健康法**である。

過食をすれば、各臓器は過剰栄養物の処理に追われ過労に陥る。それでもなお、完全に処理できなければ、血液は汚染されたまま循環し、全身の細胞にそれが供給されるから、体にとってはよくないと警告を発して病気として知らせる。

断食は腸・血管の中の大掃除である。体内にたまった毒素を排泄し、薄くなった腸壁の修復時間を与える。

少食であれば、腸内細菌がバランスよく保たれる。

生命力のある食物を主食にする。それには玄米が適する。

●肥田春充の食養生から学ぶこと

①朝食はなるべくとらない。とるならば動物性たんぱく質はさける。消化に時間がかかり、

胃腸に負担をかけるからだ。

・食欲がないのに無理に食べると不消化、異常発酵、腐敗をおこす。

・食欲がないのは胃腸が疲労して消化吸収が十分でないから休ませろという指令である。

②食は少なすぎても多すぎてもダメ。適度の栄養をバランスよくとるのがよい。

③食事中には果物をとらない。とるならば食間がよい。

④小食にする。そして新鮮な生野菜は多めにとる。

これが究極の食事だ

●粗食がすすめる究極の素材

①玄米

主食には玄米がいい。玄米は生きた種子なので、発芽直前が最高の栄養状態になり、このとき調理すると、加熱時間が短くてすむ。

発芽させるために一日に三回水を替える。夏は三日、冬は七日ぐらいかかる。玄米は、体内でビタミンCを合成できる原材料をその中に持っている。生命力を維持する栄養素が不足しているときに玄米を食べると、私たちの体は、腸内微生物の働きで、玄米の中の材料を使って、不足している栄養をどんどん再合成してくれる。

ビタミンB12は味噌や納豆などの植物性の発酵食品や海藻類に含まれている。また、穀物菜食をしていれば、体内で原子転換がおこり、おのずから必要な栄養バランスは振り分けられるようになっている。

・玄米の食べ方

玄米を口に入れたら五〇～一〇〇回噛《か》む。独特の甘みが出て、もち米の食感になる。せっかちに飲み込まないために、一口ごとにはしをテーブルに置くとよい。よく噛まないと玄米がそのまま肛門から出てきてしまう。便を観察することによって、よく噛んだか判断できる。

玄米食に合う副食は、玄米にすりゴマと塩をかけ、昆布（海藻類、のり、わかめなど）、大豆食品（納豆、豆腐など）、また、そのほかの豆類（あずきなど）、ゴボウ、生野菜、味噌汁、魚などがよい。たまには肉を少しとる。

②大豆（豆味噌、納豆、きな粉、豆腐、大豆もやし）

五穀（米、麦、あわ、きび、豆）の一つとして大豆は主食となり、畑の肉とも呼ばれている。植物性の良質のたんぱくを大量に含んでいながら、しかも動物の肉のようなコレステロールがない。大豆を発芽させるとモヤシになる。モヤシにはビタミンCがある。

③梅干とタクアン

梅干は体内でアルカリ性食品になる。また、食品の殺菌効果があり、筋肉疲労の回復を早めるはたらきがある。タクアンは発酵食品である。

梅干とタクアンは自分でつくったものが最高だが、購入するときには添加物のないものを選びたい。

④新鮮な生野菜

「身土不二」という言葉がある。住んでいる土地や環境が自然に育てた産物を、旬の時期に食べるのが、体のためにいちばんよいという考え方である。生野菜には良質の食物酵素がたくさん含まれている。

⑤海藻類

わかめ、ひじき、昆布、もずく、青のり、ふのりなど。ミネラルとして、ヨード、カルシウム、鉄、葉緑素などが含まれている。

⑥木の実、種子食

玄米食に欠かせないゴマはゴマすり器でするとよい。

ゴマは肝臓によいとされ、大量にとるようにすすめる傾向にあるが、健康な人でも一回五グラム以下、一日二〇グラムに抑えたほうがよい。

そのほかに、くるみ、栗、ドングリ、松の実、梅の種、ぎんなん、かぼちゃの種、スイカの種、ひまわりの種、ハスの実、クコの実（ナス科）などがある。

玄米食が体にいいといっても、過食は命を縮めるので、どんなことがあっても食べすぎだけはやめる。「少食と粗食は長寿につながる」のである。

「ご馳走は口に合わせず、体に合わすとよい」。肥田氏の感覚が身につけば、なにを食べたいのか、体が要求するものがわかる。

慣れてくると、あずき入りの玄米食に昆布、すりゴマが合い、おいしく食べられ、血液循環がよくなり、体にたいへんよい。

それに根菜類の大根、にんじん、ゴボウを添える。なかでも総合ビタミン食といわれている**にんじん**には、各種のビタミンが豊富に含まれ、かつ酵素が多く含まれている。ただし、にんじんの生食は体内でビタミンCをこわすので食べ合わせを考えたい（例＝もみじおろし〈大根とにんじん〉）。

ゴボウの効用は、体内の不要な物を排出させ、繊維やイヌリンという成分のために腸のはたらきが活発になって便通をよくし、また、糖尿病にもよい。

玄米菜食の粗食を実践していると、寒さを感じなくなる。体から出る熱の発散、血液、リンパの循環がよくなるからで、薄着でいられるようになる。体の発熱量が多いので、例えば、水風呂に好んで入れるようになる。

●朝食を抜き、胃腸を休ませる

朝、食欲がないときは無理に食事はとらず胃腸を休める。その間生水を少しずつ飲むとよい。午前中の食絶ち（断食）で、前の晩から約十五時間は食を絶つことになり、胃は休まり、食欲が出てくる。

腸は体内に産出された老廃物を消費し、排泄する時間が十分でき、腸内清掃ができるため下腹部の膨満感がなくなり、すっきりする。

明日の朝食を抜くために昼食、夕食を大食いしては効果はない。

少食、粗食で十分生活できるが、少食なほど、食べ物の質が大切である。

腸に老廃物（かす、宿便）がたまった状態では吸収率が悪い。小食を続けた人でも宿便はたまるが、断食をすると宿便が出てくるから、その後の吸収率がたいへんよくなる。

ただし断食の注意として断食終了後、猛烈な食欲が出るため、よほど抑制しないと、いつの間にか以前の体重より増えてしまうことになる。断食は、このような失敗があるので専門のところでおこなうとよい。

食べ物で健康になる

健康のための素材を考える

●酵素・酵母

生命あるものにはすべて酵素がある。酵素は生きもので水分を必要とする。生の食物をとると消化がよいのは酵素がはたらくからである。しかし、過熱するとその酵素もほとんど破壊されてしまう。そこで生の食物を食べないと、酵素不足になり、内臓がそれを製造しなければならなくなる。

酵素のはたらきは消化、分解だけではなく、分解したものを人間固有のたんぱく質に再合成するはたらきもある。

酵素のはたらきは、酸・アルカリ性や温度によって左右される。水溶液の中の水素イオンの含有量が多いのが酸性で、少ないのがアルカリ性である。

酵素の最適温度は摂氏二〇度～四〇度ぐらい、最適ペーハーは中性付近である。もし仮に体の血液や体液が病的な酸性に傾きすぎると、それは酵素が働きにくい条件をつくることになり、健康をそこなう原因になる。

ちなみに胃液のペーハー値は〇・九～一・八で強酸性、血液は七・二～七・五で弱アルカリ性である。

日本はむかしから天然酵母菌を飲食用に活用する技術が発達し、生活のなかにうまくとりいれていた。それが発酵食品で酒や味噌、醤油、酢、漬物が生まれた。

発酵食品の味噌は、酵母が生きているため空気穴が開けられて売られている。

ところが現代の発酵食品は加工食品や大量生産によって酵母がもっている本来の働きがゆがめられ、活用されずに食品添加物や保存料などに代わられてしまった。

欧米人の発酵食品は乳酸菌に代表される。

欧米人の乳酸菌はおもに肉類やたんぱく質類の腐敗防止に関係し、日本人の酵母菌は野菜・穀物類（炭水化物類）の発酵と分解を助け、繊維質をやわらかく食べやすいようにし、さらに腸内細菌を補給しているのである。

ところが、いまの日本人の食生活は以前とは比べられないほど肉食の割合が増えている。肉を消化するのに大量のエネルギーが消費されてしまう。

しかも過熱した肉には酵素がない。肉食の歴史が浅い日本人は、肉料理に生野菜を添えるなど、酵素をとる工夫を心がけるとよい。

その点、日本人がむかしから好んでいた刺身料理は理にかなっていて、刺身（酵素）、大根のツマ（酵素）、醤油（発酵食品）の組み合わせは酵素、発酵食品の利点をとりいれた最高の料理といえる。

●生水

人間の体の六〇～七〇パーセントは水分である。この水はペーハー七・三五の弱アルカリ性でできていて、このペーハーのバランスが崩れると健康を保つことができなくなる。

その原因は、誤った食事やストレス、過労など社会環境の悪化にあり、バランスが崩れると老廃物の排泄能力が低下し、体内の浄化が十分できなくなるので**体内が酸化**し、さまざまな病気をひきおこすのである。

体の中にたくさんの水分を入れておけば、排泄は快調となる。一日に少なくてもコップ五、六杯の水分をとらなくてはならない。

くだものや野菜のジュース、ミルク、水など、液体ならばよい。ただしお湯では酸素が含まれていないので、熱を加えない水分でなければならない。

水分をとっていれば消化管や腎臓は水を通すことできれいにされるが、体内に水分が欠乏すると、老廃物が体に残り、蓄積されてその老廃物が毛細血管、細胞内にとどまってしまう。細胞内に老廃物がたまれば、体のどこかに病気の原因をつくる。

整体を受けられた後に**生水を飲む**と、体の中の老廃物をすみやかに処理してくれる。計画的にきちんと水分を補給すれば、体内の酸性過剰状態は解決される。

体温より二五度ぐらい下の五〜一〇度の冷たい水が口当たりがよいが、いっきにがぶ飲みができるため、適量をはるかに超えた量を流し込んでしまう危険性がある。また、冷たい水は胃を冷やすのでよくない。

病人の場合は、特に水分を少しずつ補給しないと体に負担がかかりすぎる。

夏場は特に冷水をがぶ飲みしやすいので、口に含んで少しずつ生水を飲むようにするとよい。暑いときの水分のとり方の注意としては、できるだけゆっくり飲むこと。量は一度に二カップまでにとどめる。たくさん汗をかいたときは、少量の塩水をとるとよい。

ひどく疲れたときは、適量の生水を飲むことによって体内の疲労物質の排泄がスムーズにおこなわれ、疲労回復が早くなる。

●塩水の効用

三パーセント以下の塩水はたんぱく質を溶かす作用があり、五パーセント以上の塩水はたんぱく質を凝固させる働きがある。焼き魚の前の振り塩、酢につける前の塩じめ（しめサバ）はこの効果を利用したものだ。

塩ザケ、塩サバなどの塩の防腐力は、一二パーセント以上の濃さにならないと発揮されない。また魚のぬめりはたんぱく質の粘液なので、塩で洗うと固まってぬめりがきれいにとれる。

●塩を使った料理の下ごしらえ法

①焼き魚なら、水二カップに塩大さじ一の塩水に魚を一〇分ぐらいつける。塩水からあげて水分をとる。これで魚には塩を振らなくてもよい。

②魚を冷凍するにはうす塩をしてから冷凍する（鮮度を保つため）。

③塩辛い干物や塩ザケは、真水ではうまみが抜けるが、薄い塩水につけると早く塩が抜ける。塩水は水二カップに塩小さじ一の割合にする。魚をあげてから水気をとる。

④塩水は野菜をしんなりさせる働きがある。一カップに塩小さじ一の塩水に野菜を入れ、重石をかける。

⑤野菜をゆでるときは、塩を加えてゆでると細胞膜が軟らかくなる。ほうれん草などの緑色

の野菜は、塩分濃度二・五パーセント以上でないと時間と共に色が変わる。
⑥吸い物やすまし汁なら一・〇パーセント（生理食塩水は、〇・九パーセントの食塩水）、むいたリンゴの変色を止めるには〇・二パーセントの食塩水でよい。

●天然にがり

天然にがりは海水を煮詰めて塩分をとりのぞいた液体である。

海は「生命の母」といわれるが、海水が血液のミネラルバランスとほぼ同じであることから理解できることである。人類が今後どのように進化しようとも、肉体がある限り、このバランスは変わらない。

にがりのおもな成分は塩化マグネシウムであるが、そのほかに塩化カリウム、塩化カルシウムなど、八〇種以上のミネラルが豊富に含まれている。

豆腐をつくるときに、凝固剤としてにがりを使っていたが、いまでは市販されている豆腐の多くは硫酸カルシウムなどを凝固剤として使っているので、天然にがりほどミネラルをとることはできない。

にがりに含まれる塩化マグネシウムは、腸内で失われた水分を腸内に戻すはたらきがある。

また、脂肪を燃焼し、体内の老廃物を排泄するはたらきがあるので、にがりをとることで便秘になりにくくなる。

最近、天然にがりがブームになり、市販もされている。

コラム 必須アミノ酸は体内で互いに補い合っている

米は八種類の必須アミノ酸のうちで特にリジンが不足しているが、味噌は大豆たんぱくなのでリジンを豊富に含んでいる。一方、味噌にはメチオニンが少ないが、米にはこれが多い。互いに不足した必須アミノ酸を補い合っているのである。

米のたんぱく質はアミノ酸組成からするとリジンが不足ぎみである。ゼラチン(コラーゲン)はリジンの含有量が多いので、ごはんを炊く前に、一合あたり〇・五～一グラムの粉ゼラチンを混ぜてやるのもよい。

必須アミノ酸とは、トリプトファン、ロイシン、リジン、バリン、スレオニン、フエニルアラニン、アルギニン、イソロイシンの八種で、人間にとっての不可欠アミノ酸である。覚え方は「トロリーバス、フアイ」である。

ゼラチンとコラーゲン

ゼラチンは消化、吸収されたビタミンにはずみをつけ、内分泌線の力を強化する。ゼラチンがなければビタミンは有効に利用されない。ビタミンはなるべく食事からとるのが望ましいが、この際、後述のケイシーリーディングによれば、ゼラチンをサラダによくといて食べることによって、ビタミンの吸収が極めて高まるとされている。必ず、サラダにはゼラチンを含ませていただきたい。シチュー、味噌汁、ごはんを炊くときなどにゼラチンを入れてもよい。

ゼラチンは、動物性無脂肪たんぱく質が主成分である。スーパーで、粉末ゼラチン、五グラム入りが一三袋　三五〇円ぐらいで売っている。

煮魚、カレイ、サバなどは、煮てすぐよりも、時間を置いて「煮こごり」ができてからがうまい。煮こごりは、魚の肉や骨などから出るたんぱく質のコラーゲンが冷えてゼリー状になったものをいう。コラーゲンとは、たんぱく質の一種で、細胞と細胞を結びつける結合組織の主成分である。コラーゲンには細胞膜自体を強固にさせる力がある。

鶏肉骨、豚足、牛骨などを煮て抽出したものがゼラチンである。ゼリーなどをつくるのに使う。

ゼラチンやカルシウムを有効にとる方法

「左ヒラメの右カレイ」といわれ、蝶のように薄っぺらな形からカレイ（鰈）という。小型は揚げ物にし、大型は刺身、塩焼き、煮つけにし、圧力鍋を使えば骨ごと食べられる。

また、カレイを五枚におろして中骨だけを低温で（一五〇度）二度揚げすると、骨まで食べられる。カレイの骨せんべいやウナギ・アジの骨せんべいなどがある。

また、中骨を薄塩にして天日で乾かし、炭火でキツネ色になるまでこんがりと焼いて食べてもおいしい。

カレイやヒラメの縁側（上下のヒレの付け根に並ぶ骨の間にはさまった柱状の身）には、コラーゲンが多く含まれている。その他、スッポンの甲羅部分にも多い。

サケの頭（氷頭と呼ばれる頭の先端）は、焼いたり、お茶漬け（骨湯、骨スープ）にすれば軟骨までコリコリと食べられる。サケのなべには白子（メスにはない）を入れればなお一層おいしくなる。

サケが余ったらスプーンで身をそぎ落とし、フライパンに入れて焦げないようにいりあげていく。それに味付けすれば、サケふりかけになる。おにぎり、チャーハンなどによい。

生ザケのホイル焼きはサケに塩コショウして一〇分置く。しいたけ、にんじん（短冊切り、割りばし状）、玉ねぎ（縦切り）など、酒、バター、サケをアルミホイルで二重に包む。

フグのヒレ酒やイワナ酒があるのだからサケのひれ酒があってもよい。サケの背びれ、尾びれ、胸びれ、エイのひれなどをスルメのように焼いて熱燗に入れたり、酒のつまみにしてもおいしい。

冷凍すれば塩ザケ、塩干魚などの保存性がよい。しらす干しのように塩ゆでした魚を冷凍すると味が変化しなくてすむ。

ニワトリの骨（ガラ）、若鶏のガラ、そのほか手羽先などの関節部分（軟骨）にはゼラチンが多く含まれている。ガラはお酒を二〇〜三〇パーセント加えた適当量の水で、とろ火で煮だす。白く濁ったスープ（骨髄エキスのゼラチンスープ）ができる。

圧力なべで牛のアバラ骨の部分（リブ）を柔らかく煮て、一方で味のよいスープをとるには一五分煮ればよい。骨ばなれがよくなるのは、高温で過熱されるため組織が柔らかくなり、特に骨に付着している筋の部分がゼラチン化し、さらに分解へと進むからである。

ゼラチン分は一〇〇度以上になると分解しやすいため、圧力なべで煮た肉のスープは少しさらさらした感じがする。

圧力なべで少量のスープをとるにはプリンカップ（アウトドアー用の金属カップなど）の中に鶏肉と水を加えて加熱すればよい。底に一・五センチほど水を張る。サナを使わず直接（サナを使う方法もある）、茶碗蒸しをつくる要領でカップを置き、ふたをする。他のプリンカップに米と水を入れればご飯・おかゆ（全粥とは米一の容積に対し五倍以上の水）が同時に炊ける。野菜スープも同様である。圧力なべの使い方には要注意である。

●圧力なべを使ってカルシウムをとる

・自然な肥料と放し飼いで育てられた鶏のがらからカルシウムをとる方法

ニワトリのガラを購入し、それを湯通しして油気をとり、圧力なべにサナを敷き、水を張り、鶏がらをその上（約一・五センチ）に置く。茶碗蒸しの要領である。火をつけて笛が回り出したら、弱火にして約一時間（メーカーによっては五〇分でよい）で出来上がり。鶏がらの首の骨はクスクスになる。出来上がりを塩コショウで味付けをするとより食べやすい。フナみそ感覚で幼児から年寄りまで気楽にカルシウムがとれる。汁にはコラーゲンが含まれているからご飯にかけて食べる。

・圧力なべで玄米＋魚（骨付きのカレイ、サケ、赤魚など）を同時に調理する方法

骨付きカレイに塩を振って味付けをする。それをアルミホイルでくるむ。玄米に水が入っている圧力鍋の中に、やぐらを置き、その上にホイルでくるんだカレイを乗せる。あとは規定時間たてば出来上がり。魚の骨がクスクスになっている。汁にはコラーゲンが含まれているからご飯にかけて食べるとよい。

カルシウムの一日の所要量は〇・六グラム（六〇〇ミリグラム）とされてる。一日一グラムのカルシウムを食事でとりたいものだ。

食品中のカルシウムは多くは不溶性であるが、胃の塩酸によって可溶化されて十二指腸から吸収される。高齢者は胃液の補給として一日梅干し中または小一個をとるとカルシウムの吸収がよくなる。

カルシウム補給として大豆製品、おから、木綿豆腐などがよい。

●ビタミンに関するケイシーのリーディング

ビタミンBは、関節が乾き、ギシギシしたときに有効である。

ビタミンCの欠乏があると、排泄が悪くなる。

ビタミン剤を飲むならば、二、三週間の間、一日に二回ビタミン剤を飲む。中一週休む。それからまた飲み、また休む。その繰り返しがよい。

コラム うまい料理は、「頭で食べるもの」

料理は、まず見て楽しむ、匂いをかいで楽しむ、舌で味わって楽しむ。つまり、美的センス、嗅覚、かつ味覚で楽しむものである。また、フランス料理のようにソースの味でごまかさずに素材そのものの味を味わうのがよい。

濃厚な味付けは、食べすぎのもとである。体を動かせば腹が減る。腹が減れば食欲がわき、そのとき食べれば、なんでもおいしく食べられる。

ケイシーのリンゴ断食を試してみる

●エドガー・ケイシー・プロフィール（一八七七〜一九四五）
ケイシーは自らを催眠状態におき超人的な透視能力を示した人である。リーディングの約六割が透視による病人の医学的な診断とその治療法に関するものであった。

彼が口述したこれらの資料は「メディカル（医療）・リーディング」と呼ばれ、

数千人分におよぶ。

医療に関するリーディングは、その後の追跡調査によってほぼすべての例が成功を収めている。

おもな家庭療法としてひまし油シップ、食養生、オイルマッサージ、リンゴダイエット、洗腸などがあげられ、また専門家による整体の重要性を説いている。

これらの資料は、現在もアメリカ・バージニア州のエドガー・ケイシー財団に保管されていて、会員が自由に利用できるよう、ファイル化されている。

また、アリゾナ州にあるＡＲＥクリニックが、これらの医学情報を臨床に応用するための病院として、専属の医師団によって運営されている。


秋はリンゴの季節。リンゴの特性を活かしたケイシー流生リンゴ断食法がある。これは体内毒素を排泄するのに効果的である。

リンゴには水溶性の植物繊維のペクチンが多い上に、塩分を排泄する働きをするカリウムが比較的多い。つまり、この断食法は人体から脂を抜き、消化器系を休め、宿便をとる作用があるのである。

●やってみよう

まず生リンゴだけで三日間を過ごす。リンゴはすりリンゴ、ジュースなどにして食べたいだけ食べてよい。ただし、唾液とよく混ぜて飲むこと。

生水は飲んでもよい。

一日目は大きさにもよるが、体験上、六個ぐらいのリンゴを食べることができる。寝る前に小さじ一杯のオリーブオイルを飲む。オリーブオイルは緩下剤として働く。

二日目は四個から五個ぐらいで少し量が減る。

三日目は三個から四個ぐらいしかリンゴを食べられない。寝る前に小さじ一杯のオリーブオイルを飲む。

リンゴ断食中、トイレに行く回数が増える。そして三日間で体が軽くなっているのがわかる。それは体の中の老廃物をとり去るからである。

リンゴという単品のため、胃腸の負担が軽い。そのため胃腸も休まる。

断食のあと、食欲がわくがそれを自分の意思でおさえる。三日もすれば小食になれる。

少食を維持していくことが大切で、過食は宿便・病気をつくる。

リンゴ断食の前に、ひまし油シップを三日間続けておこなえば、全身の毒素を腸内に運び出す。そのあとすかさず、リンゴ断食によって、リンゴの繊維に毒素を吸着させ、体外に吐き出させればより効果的である。そして四日目の朝にコロニクス（洗腸）をおこなうとなおよい（141頁「腸のおそうじ法」参照）。

ひまし油シップ→リンゴ断食→オリーブオイル飲み→コロニクスの順におこなえば、特にアトピー（87頁参照）などの皮膚疾患の方によい。

リンゴをむいてそのままにしておくと、酸化し赤茶色になってくるが、〇・二パーセントの薄い食塩水に浸すことによって酸化酵素の発生を抑えることができる。

●ケイシーのその他のリーディング

・脂肪と砂糖を一緒に食べる（ドーナツなど）と酸性が強くなる。でんぷん類は普通には酸性に傾く。
・かんきつ類のジュースと穀物（でんぷん）を同じ食事でとってはいけない。
・消化が悪いのでコーヒー、紅茶にクリームやミルクをいれてはいけない。
・どんな種類のものでも、油で揚げた食品を食べてはいけない（てんぷら、から揚げなど）。
・白パン、じゃがいも、スパゲッティなどのでんぷん質の食品を同じ食事中に組み合わせて食べてはいけない。消化が悪い。
・くだもの、野菜などは、体をアルカリ化にする食品であるが、例外もある。

おわりに

長生学園で基礎医学および整体術を学べたこと、また、健康に関する良書に巡り会えた縁に感謝します。

エドガー・ケイシーのリーディングに関する本『ニューエイジ』（1983年）を翻訳された林　陽氏、その他のリーディングを翻訳された方々に感謝します。

雑誌『ムー』にエドガー・ケイシーと『肥田式強健術』の創始者・肥田春充《ひだはるみつ》が掲載され、彼らに出会えたことに感謝します。

治療に関してもいい先生に巡り会えた縁に感謝します。

この本にあることを実行すれば、病気、痛みなどが消失します。即効性がありますから、治そうとする意欲もわいてきます。

ぜひ実践してお役立てください。

二〇〇三年一一月

森　康真

た

な

は

ま

や

ら

索　引

あ

か

さ

参考文献

エドガー・ケイシー関係の翻訳本

	(著者・訳者)	
人生を変える健康法	福田高規	たま出版
この治療で人類を救う	福田高規	現代書林
超人ケイシーの秘密	棚橋美元	たま出版
奇跡のエドガー・ケイシー療法	林　陽	大陸書房
エドガー・ケイシーの自然療法	林　陽	徳間書店
エドガー・ケイシーの超能力健康法	五十嵐康彦	大陸書房
永遠のエドガー・ケイシー	光田　秀	たま出版
ケイシー・ヒーリングの秘密	上村知代	たま出版
癒しのオイルテラピー	上村知代	たま出版
エドガー・ケイシー世紀末の大予言	岡田英男	ＫＫベストセラーズ

その他の本

万病をずばり直す本質的な治療法	横山善五郎	
アトピーがぐんぐんよくなる	丹羽靱負	日本テレビ
鉄人を創る肥田式強健術	高木一行	学研
イラスト解剖学	松村譲兒	医学書院
イラストでまなぶ解剖学	松村譲兒	中外医学社
新真空浄血療法	黒岩東五	健康医学社
アレルギー体質は口呼吸が原因だった	西原克成	青春出版社
難病を癒す免疫療法	鶴見隆史、菅野小百合	廣済堂出版
かぜのふしぎ　免疫のだいじ	千葉保夫	農山漁村文化協会
食べ物さん、ありがとう	川島四郎	朝日文庫
アルカリ食健康法	川島四郎	新潮社
「料理・食べ物」物知り雑学	河野友美	三笠書房
入門人体解剖	藤田恒夫	南江堂

これを読めば、整体師も真っ青！

失敗しない整体師選びのテクニック　五カ条

今まで受けた整体はなんだったの？

この端に沿ってカッターなどで切り開いてご覧ください。

第一カ条　指圧・マッサージを整体と勘違いしてはいけない

●マッサージ行為である運動療法が主体の整体

よく「このように体を前後左右に運動をしたら、筋肉をゆるめたら、こういうふうに腰・首を左右にねじったら、背骨が矯正され、症状がとれる」というようなことが本や雑誌で紹介されている。また、「腰を左右にねじる方法を使って腰骨を矯正する」といっているところが多い。

言い換えれば、「**どの骨がどのようにずれている（前後左右、上下方向までを視て）のかもわからず、骨は矯正される**といっているわけだ。これでは指圧・ストレッチ効果だけで、治療効果の持続性はない。一時的効果だけで一回目の効果も一〇回目の効果も同じである。つまり、脊椎《せきつい》側の骨のずれがとれていないから、二〇回通院（長期の治療に入る）してもよくなっていく気配はない。これは体験者の話から判断しての話である。「時間が解決する」程度の治療内容であれば通う価値がない。

慢性の腰張りなどの人は、整体院に来て四〇分も指圧、マッサージを受ければ、初めての治療であるから腰などが軽くなるのは当然であり、体は楽になる。本格的な資格を持ったマッサージ師の手にかかれば、より違いはわかる。

骨のずれが直っていなければ整体としてはインチキである。**骨を動かしていない整体法または帳尻合わせ法**であるから、効果の持続性はない。その場限りであって、症状は改善されていかない。「長期の治療を受ける」ことになれば、金銭的負担もたいへんである。しびれ・腰のダルヤメがとれない、腰の張りはとれたが、背中が張るようになってそれがちっともとれない場合などは、その整体の内容を吟味《ぎんみ》する必要がある。

このような治療内容では長期の治療を受ける必要はない。二回目、三回目でより症状がとれていないようでは、整体師の技術がないものと判断してよい。

このように脊椎のずれをとる、ずれた骨を直すのではなく、仙腸関節や脊椎全体での大まかな帳尻合わせでもっていく方法が、世間一般の整体である。

ほんものの整体であるかどうかは、即効及び持続性で判断するとよい。

それは「非常に少ない回数で症状はとれ、五年以上よかった」といわれる内容である。家庭での運動法をすすめたり、またそれをしないと効果は維持しない内容ではなさけない。

●マッサージは痛みを一時的にやわらげるが、効果は長続きしない

「ほんものの整体は、**ずれた骨を直接動かすから即効性があり、かつ持続性がある**」といえる。

確実に背骨（脊椎など）が矯正されれば、その場で症状が改善（痛み・しびれがとれる・軽減するなど）され、**整体反応**を出すことができることが多い。

医学的説明及び合理的な手法をわかりやすく説明できると共に、受けた本人が体験することもできる。そして、用いる矯正法の利点、欠点をはっきり指摘できるなら、その整体師に「身をゆだねて」も心配はいらない。「この矯正法を使えば、どこに悪影響を及ぼすか」という問題意識を持って治療にあたる整体師なら、まかせられるということだ。

第二カ条　8の字矯正法でごまかされてはいけない

●にわか整体師さん、この質問に答えられますか？

①手の当てている位置（腸骨）、骨に対する力の加わり方・方向からどう判断しますか？

②骨盤矯正と腰痛矯正の場合、腰または骨盤側の手および前腕の位置はどこにありますか？

次頁の図のような方法で力を加えれば、主に胸椎11、12～腰椎5すべてをねじることになるが、どの骨がどちら側にずれているのか視ていない、視ることができない。だから、左右にねじってごまかすのである。

ほんものの整体師ならば、ずれた一椎だけを直す。それによって症状が変化する（37・38頁

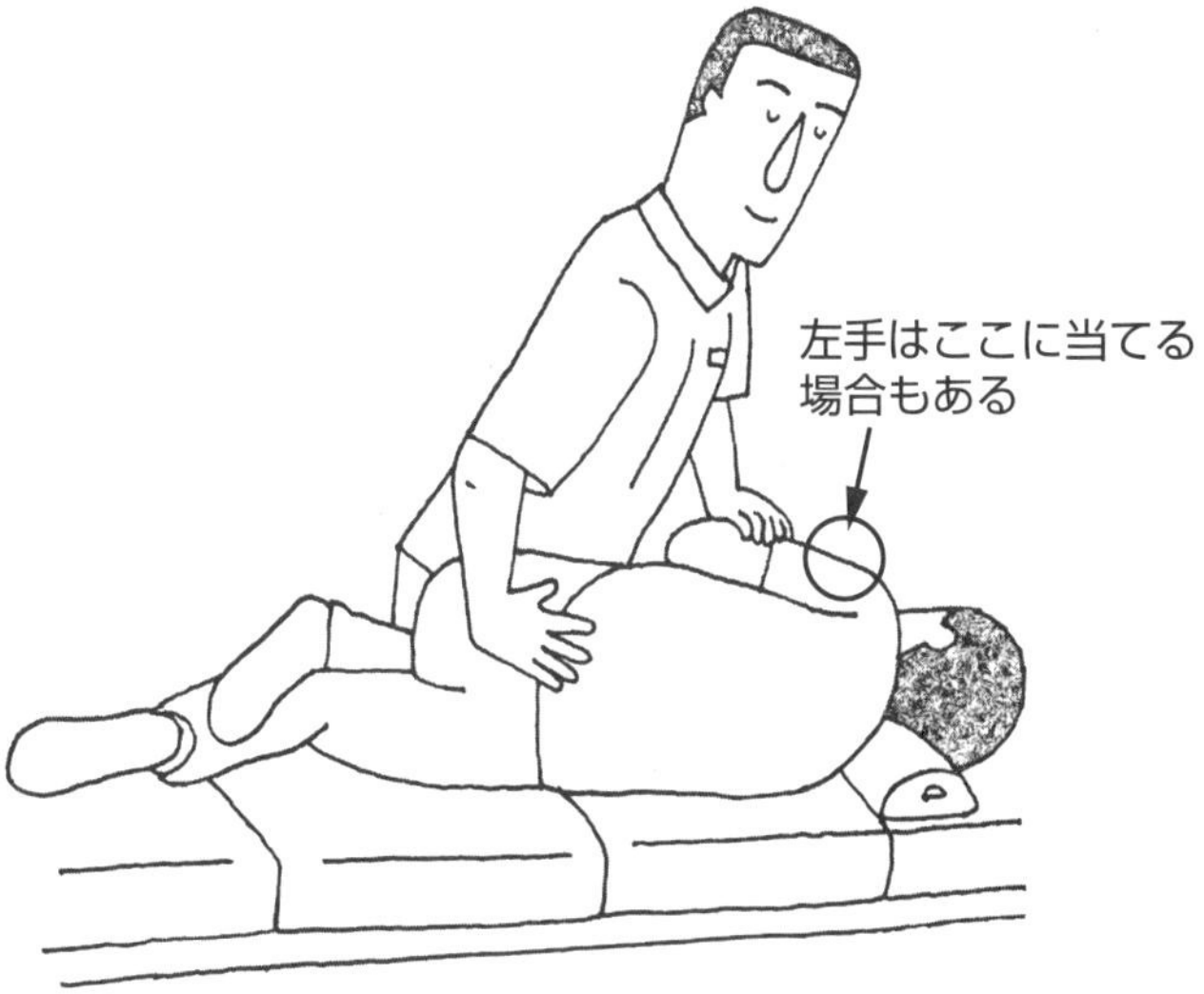

参照)。

手を当てている肩・腸骨に対し、それに対応している筋肉の付着部（椎骨）一つ一つに対しての影響はどうなのだろうか。

手を当てている腸骨（おしり）↓仙骨（仙腸関節は直接そこに力・力量・方向を加えないと動かない）↓腰椎五個に加えて胸椎11、12の七個の骨全体が最初にねじれ動く。ただし、ずれて年数のたっている骨は動きにくく、正常な骨が先に動く。だから、ずれた骨（一椎のみ）に直接力を加える方法しかない。

骨のずれた方向を調べないで、「ワンパターンの左右一回ねじりの8の字」をおこない、しかも矯正後の確認もしていない。このような操作をおこなっているところが実に多い。

その方法が正しければ、つまり、ずれた骨

を正確に調整しているのなら、毎回片方の操作だけ一〇回続けても、よい結果が出るはずである。

あなたの受けている整体師が、腰ねじり、「左右ねじり8の字」をおこなっている整体師であるならば、症状のとれ具合、即効および持続性があるかをみて、今後、治療を続けるかどうかを冷静に判断されるとよい。

「8の字は筋肉を伸ばすようにおこなう」というが、その前にねじることによって腰椎・下部胸椎11、12において椎骨と椎骨の間にあるじん帯が伸びてしまい、椎骨が動きやすくなる弊害がでる。棘間じん帯、横突間じん帯、後縦じん帯などが伸びれば、不安定腰椎をつくる。伸びたじん帯が安定するのに一〇年の歳月がかかる。**腰骨がずれた**ままだから、**腰の筋肉がこわばる**。そこで8の字で筋肉を伸ばしてもらえば、一時的に楽になるが、骨はずれたままである。

しかし、腰椎を動かすのに足を引っ張れば、それに関連した関節（股、ひざ、足首）のじん帯が伸びガクガクするようになる。

毎回、腰を左右一回ずつねじる8の字、それに首も同様に左右一回ずつねじる操作をおこなうのはなぜだろうか。これでは、やはり骨のずれを視ていない可能性が高い（242頁参照）。

第三カ条　治療回数が多すぎる整体師には注意しよう

背骨は整えれば整えただけバランスがよくなるから、ずれにくくなる。だから疲れにくい体、疲労回復が早い体になっている。これがほんものの整体である。

一回から三回の施術で症状が消え、それが六年以上も治療をしないですめば、整体師としては暇ができてしまう。しかし、それがほんものの整体であって、**整体の内容が濃ければ少ない**回数で症状が消えるし、患者さんにとって予後はたいへんよいものになる。

「同じ人が毎日二週間通院すれば人は集まるが、一回しか来ないと繁盛しない」というのが治療側の通説である。しかし、整体の場合は必ずしもはやっているから腕がよいとはいえない。

症状が消えないうちは毎日でも必死で通院するが（当院の話ではないが）、仮にその症状を短期でとってしまえば、即通院しなくなる人がほとんどである。痛まないから治療には来ない、というのが患者さんの本音である。通院回数、症状のとれ具合は治療院によってかなりの差が出るのを、ほとんどの人は知らない。

腰痛の症状で来院されて、一方は二回で治療が終わるが、もう一方は五〇回施術を受けてもまだ症状が残り、さらに二次的に出てきた症状（背中・腰張り・ひざの痛みなど）がとれないことがある。後者は骨のずれを読み取っていないために、正常な骨をずらしてしまったか、あるいは体全体で帳尻合わせをしたから、二次的な症状が出てきたと考えられる。そして症状がとれてこないから治療回数が増えてしまうことになる。

どんな症状でどれぐらい通っているのか。整体師によって治療回数は極端に違ってくる。食べ物屋の場合はうまいからまた食べに来る。うまい、安い、早いの三つがそろって食べ物屋に人が集まるといわれるが、症状のとれない技術のほうが繁盛するというおかしな現象が多い。

整体師は「患者の症状をすばやくとる」ことに熱中しなければならない。熱意がなければ技術の向上もありえない。仕事に追われているようでは新しい考えが浮かばない。単に仕事をこなしているだけになってしまう。たくさんの患者をみたとか、延べ人数一万人を治したからといって、技術が向上するものでもない。

整体師は症状がいつまでもとれない患者をかかえると大いに悩み苦しむ。その患者のために人一倍研究する。それでもとれないときには、ほかに紹介することだってある。熱意があれば治療に使用する道具も考案し、つくることだってある。

「その人の症状をいかに早く、少ない回数でとるか」

「治療法は安全で痛くなくおこなえるか」

ほんものの整体師は、それらを常に考えて実行している。

第四カ条　ほんものの整体の価値を知っておこう

●お金を払った何倍分の健康をもらっていますか?

整体でその症状が消えたとき、「その金額をお返ししますからもう一度、前の症状（いつとれるかわからない症状）をもらって帰りますか?」と仮にいってみれば、その価値が十分わかると思う。患者は「払った金額の五倍以上の価値があります」と答えるでしょう。五分でその症状がとれるのと、五〇分治療しても症状がとれないとしたら、あなたはどちらの整体師を選びますか。

症状がとれなくても（ごまかしも含めて）「時間でいくら」というところがほとんどである。

これでは**直せないレベルの技術**なのに、患者をだましてお金をとっているのと同じである。「目の前で苦しんでいる人を救いたい」と、心底から考えて整体師になったのか疑問である。

だますには、それなりの外観が必要である。詐欺師にだまされる人たちは、どうしてだまされるのだろうか。本物だと思わせる外観があるからである。整体師の場合でいえば、白衣に整体という看板、それにしっかりしたお店があったからだまされるのだ。

骨のずれを視て直すから症状が消える。その場で骨を直した逆方向に力を加えれば、症状は出る。それが事実である。左右ねじり8の字ではそれができない。なんら変わらないのだ。

●あなたの行かれる整体院には患者の症状をすばやくとってくれる整体師はいますか？

一〇人見えたら八人以上は一回目で変化がでる、何らかの症状が軽くなっている、楽になっているという治療院を選んでいますか。患者側からすれば一回目から三回目で完全に治ったといえる治療院をいい治療院とする。くれぐれも患者離れのいい整体師を選ぶことである。

●どのような症状でも必ず「治ります。しばらく続けてください」というところですか？

「手始めに一日二回の治療を二週間続けて……（こういうところは、なぜか指圧療法が入っている）」

「週五日、一カ月治療して……」

これだけの治療回数を加えれば、それなりに指圧効果は出てくる。仮に快方に向かったとしても、そのあとが問題である。「三年たった今も週一回、定期的に通っている」という話をよく聞く。これでは治ったというレベルには達していない。

●こりをほぐせば自然に背骨、関節は本来の場所に戻っていますか？

背中の深く硬いこりをほぐしただけでは、脊椎のずれは本来の場所には戻ってこない。そのため、またすぐこる。筋肉疲労によるこりは別項を参照。

その根拠として、車に乗っていて追突され、むち打ち症になったとする。肩こり、頭痛、首筋のこり、指先のしびれなどが症状としてよく出る。こりが出た原因は、追突時の衝撃によって「骨がずれた」と視る。

そのほかの例として、朝起きたとき腰が張っているのはなぜ？

それは、**「骨がずれたから筋肉を緊張させる指令が出た」**のであって、こったから骨がずれたのではない。そのため、「背中の深いこりをほぐせば脊椎のずれはとれる」と視るのは短絡的である。

指先のしびれなどは、整体でしっかりとっておけば、治療後五年以上たっても症状は戻らない。こりをほぐしてとれたしびれは、何日よい状態が続いたのか。整体と同様に長い年数いい状態が続かなくてはおかしいのだ。こった状態が長く続くと、こった筋肉が楽な姿勢をとるために骨がずれることはある。しかし背中の深いこりをほぐしたからといって、脊椎のずれが直るとはいえない。

●一日に何人も治療できるのですか？

一人でたくさんの症状を持っている患者さんを、何人視ることができますか。

本当に直しているのでなければ、何人でもみることはできる。それは視ているのではないから……。その人の症状を本気でとろうと全神経を集中させて、自分の仕事に打ち込んだとしたら一日に何時間できるだろうか。

骨のずれを読みとり、直せる時間は、一日に二時間（問診・検査・記録などの時間を除いて）が限度である。他院で「変化がなかった」といわれた患者さんの症状がとれるのは最高の喜びである。技術評価されるのが何よりのはげみとなる。

患者の症状を的確に読みとって、整形外科の受け持ち範囲なのか、整体師の技術で直せる範囲なのかをすばやく判断できる整体師を選ぶべきである。

判断するにあたっては、整形学の知識も必要になってくる。したがって、その知識があるのかどうかも、ひとつの基準になる。

また整体における独自の検査法などの知識が必要である。それによって施術がすすめられ、またよくなっていく検査記録がとれるからだ。

カルテに毎回、数値的記録をとらないところは、変化が出せないところと判断してよい。治療前に確認して記録をとり、治療後にまた確認して記録をとる。**指圧で筋肉をゆるめてしまえば、治療直後の記録は意味をなさない。**

今の時代、さまざまな分野で粗悪品、粗悪技術が出回っている。まじめに仕事にとり組んでいる少数の人たちが報われるようにと、現場の整体師の実情を述べてみた。「整体は効果がある」といわせるには、ずれは骨を確実に直すことである。

第五カ条　誇大広告にだまされてはいけない

●あんま、マッサージ、指圧師の広告規制を知っておこう

あんま、マッサージ、指圧師は国家資格であり、この資格がない人はあんま、マッサージ、指圧行為ができないことになっている。

資格のない整体師などが他人の身体に直接触れ、背中を指圧したり、もんだり、ゆらす、たたく（あんま）、ねじる（あんま手技のなかの運動療法）、オイルマッサージ、足もみ・足のツボ圧などの指圧行為をしていれば、それは違法行為ということになる。『あんま・マッサージ、指圧実技』（基礎編・医道の日本社刊）をみれば、あんまなどの実技がどういうものか、わかるはずである。

マッサージ・指圧師の広告規制があるのに、整体師がオイルマッサージなどの広告を出すのは疑問である。

また、整体・エステなどの広告で「肩こり・腰痛など」と使うが、マッサージ師の国家資格を取得している人は、広告にオイルマッサージ・腰痛なども出せない（あんま師法第7条第1項第5号で広告規制にひっかかる）。資格を持つがゆえに規制されるのである。

整体とうたえば何の資格も必要なく、だれでもが無資格マッサージができる（見て見ぬふり）ため、金儲けのためにやっている人にとっては、手っ取り早く荒稼ぎできる方法になってしまう。

短期で整体をマスターできるといった誇大広告も同様である。医学知識をほとんど持たず、何でも治せるように思わせる誇大広告を出しているところが多い。

マッサージ師の資格を取った人は、整体の広告内容について納得できるだろうか。マッサージ師の資格のある人が同じようにオイルマッサージ・整体、腰痛、肩こり、足ツボなどの広告・看板をだせば、保健所より取り締まられる。

患者さん側も整体を受けるにあたっては、広告にすぐには飛びつかずに、電話で「**マッサージをして、仕上げに腰を左右にねじりますか**」と施術内容を聞けば、その答えによっておおよその内容・技術がわかる。

ついでに「マッサージの資格はありますか」という点も聞いてみる。マッサージ・指圧師なら最低限の基礎医学の知識があるはずである。

整体師はずれた骨（背骨・脊椎・骨盤など）を直接直すだけの範囲であって、整体の業務範囲外（あんま、指圧）のことをしてはならない。**自分の技術のなさをマッサージ・指圧でごまかして通院を長引かせれば**、その患者さんの医療にかかる機会を奪うことになる。

また、広告・宣伝をしておいて幼稚な技術及び内容で法外な治療費をとることも問題である。広告では「自律神経失調症、顎関節症、椎間板ヘルニア、耳鳴り、不眠症、アトピー性皮膚炎、足のむくみ、不妊症、更年期障害、花粉症、○○を治療いたします、自然治癒力を高める、足裏マッサージ（図の中に肝臓・胃などの反射図、内臓の働きを活発化させると書く）」「マッサージ承ります。タイ式・韓国式・台湾・中国マッサージ、全身手もみ、○○整体治療院」などといっている。しかし、その症状がとれるまでにどれほどの通院回数がかかるのかが書かれていない。

良心的なところなら「四、五回で一〇人中八人は症状がとれた」という実績がなければ、広告に載せないはずである。よく「花粉症を治します」などといった広告があるが、疑問である。なぜなら、左右ねじり8の字法でとれる症状ではないからだ。逆に、広告を出した人に聞きたいものである。「一〇人中八人が、何回の治療で症状がとれたのですか?」と……。

著者プロフィール
森　康真（もり・やすまさ）

昭和56(1981)年　長生学園に入学。在学中、整体術、基礎医学、マッサージを学ぶ。
昭和56年の春より、ケイシーの脊椎矯正、オイルマッサージ、食養生を勉強し実践する。また、食養生でいう玄米食を約4年間続けた。
『ケイシーの秘密上・下』などの本にめぐり合い、健康に関する確かな情報を多数得て実践する。その中のいくつかを取り入れて現在に至る。生理、解剖、整骨（整体）に関して造詣が深い。
昭和58年の春　あんま、マッサージ、指圧師の免許を取得。
昭和59年　愛知県一宮市で整体院を開業して以来、一椎一椎の矯正をおこなっている。
触診、検査法および矯正法は独自のやり方が多い。
頚から仙骨(仙椎、腸骨、尾骨）まで視てずれを直す。あご、仙腸関節、頭蓋骨矯正あり。
昭和63年の春　日本指圧師会の会員になり、現在に至る。
平成13年　指圧整体学会で喘息・頚肩腕症候群（頚椎、胸椎の矯正法）を発表。
平成14年　指圧整体学会で腰痛（腰椎の一椎一椎の矯正）を発表。

連絡先
森健整体
〒491-0843　愛知県一宮市柳戸町1-23　　電話　0586-24-5681

正しい整体師の選び方

2003年11月15日　初版第１刷発行

著　者　森　康真
発行者　韮澤 潤一郎
発行所　株式会社 たま出版
〒160-0004　東京都新宿区四谷4-28-20
電話　03-5369-3051（代表）
http://tamabook.com
振　替　00130-5-94804

印刷所　東洋経済印刷株式会社

乱丁・落丁本お取り替えいたします。

ISBN4-8127-0083-3 C0076